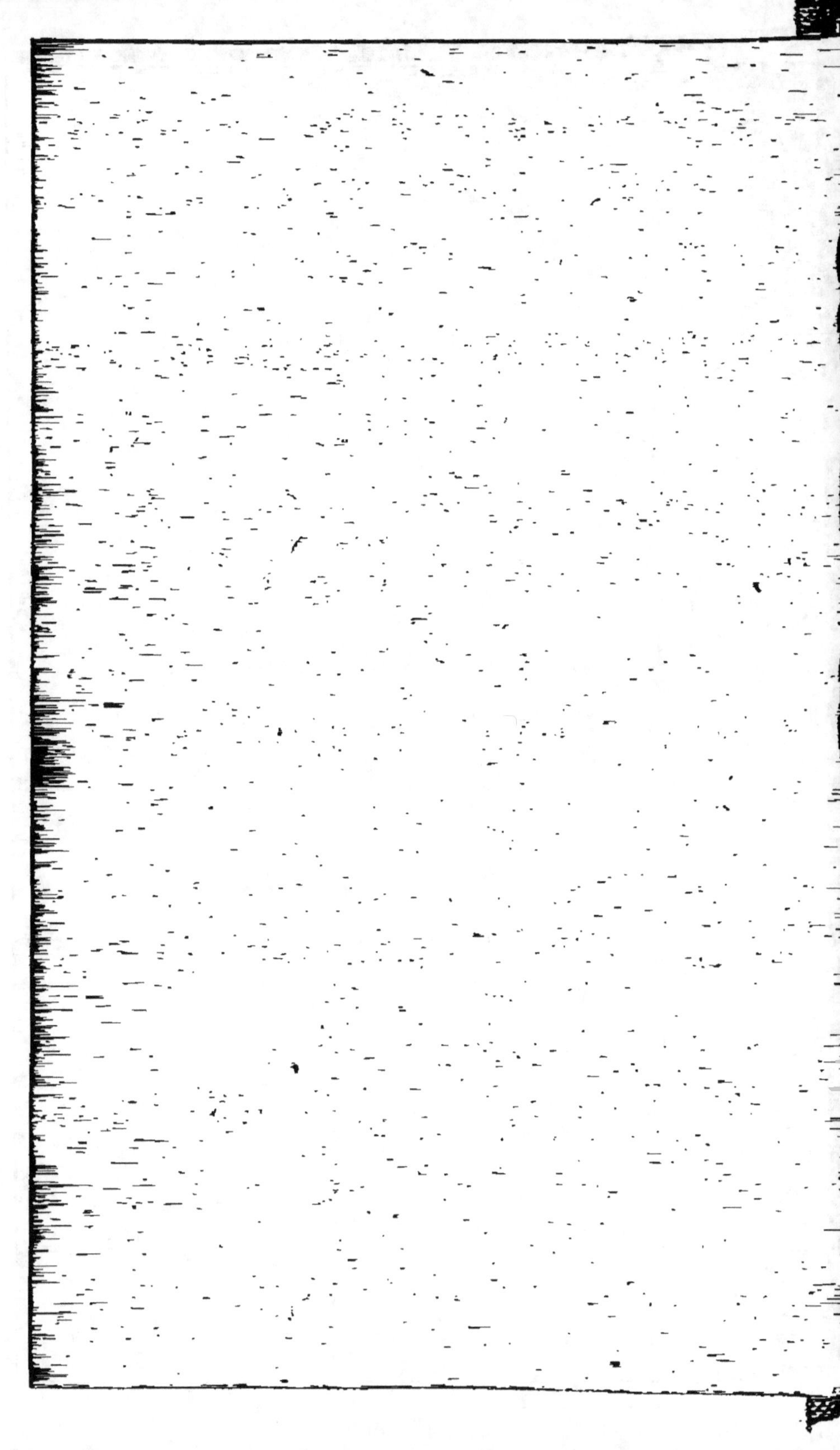

Bibliothèque des Connaissances médicales

DIRIGÉE PAR LE DOCTEUR APERT

Dr APERT

Médecin de l'Hôpital des " Enfants malades"

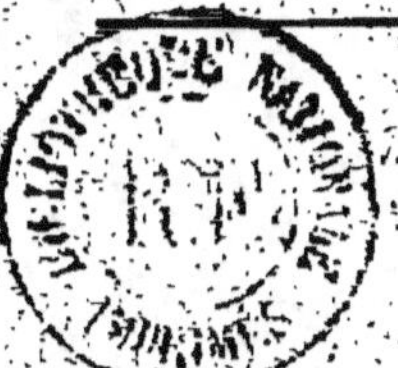

Vaccins et sérums

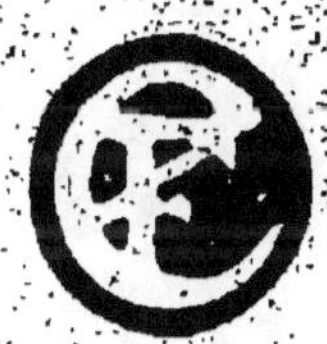

PARIS

ERNEST FLAMMARION, ÉDITEUR

26, RUE RACINE, 26

589/17

Bibliothèque
des Connaissances médicales

DIRIGÉE PAR LE DOCTEUR APERT

AVERTISSEMENT

La librairie Flammarion entreprend, sous le titre de *Bibliothèque des Connaissances médicales*, la publication d'une série de volumes sur les sujets les plus intéressants des sciences médicales ; la liste des premiers volumes parus ou en préparation, telle qu'on la trouvera ci-dessous, montrera que les auteurs qui ont bien voulu nous apporter leur collaboration, appartiennent au corps enseignant de nos Facultés et Écoles de Médecine, ou au corps médical de nos hôpitaux ; elle témoigne à elle seule de la compétence et de la conscience avec laquelle sont écrits ces volumes.

Ils sont rédigés de telle sorte que leur lecture, non seulement soit intéressante et fructueuse pour les médecins et pour les étudiants en médecine, mais aussi soit accessible au grand public cultivé, dépourvu de connaissances spéciales, mais apte, par une bonne instruction générale, à comprendre des sujets scientifiques spéciaux, pourvu qu'ils soient clairement exposés.

Il a suffi pour cela d'exprimer en français usuel les choses telles qu'elles sont, en n'employant les mots techniques indispensables qu'après avoir expliqué leur signification, et en débarrassant le style médical de ces formules cabalistiques héritées de nos pères, conservées par la tradition, respectables certes du fait même de leur ancienneté, mais qu'il y a intérêt à abandonner comme nous avons abandonné la robe doctorale et la perruque.

Nous sommes convaincus, en agissant ainsi, de satisfaire les médecins eux-mêmes. La science médicale s'est dans ces dernières années tellement perfectionnée, et forcément tellement compliquée; elle s'est subdivisée en tant de spécialités particulières dont chacune a son langage spécial, que bien des médecins praticiens n'ont pu suivre le détail de cette évolution, et seront heureux de trouver exposées dans ces volumes les notions récemment introduites en médecine, dépouillées d'une nomenclature trop spéciale et trop technique.

Rien ne s'oppose à une telle simplification et clarification du langage médical. La médecine n'est plus maintenant ce qu'elle a été trop longtemps, une sorte d'art hermétique. Au temps des bonnets pointus plus récemment même, au temps de la redingote, de la cravate blanche, du tube, et de l'allure sacerdotale, le médecin se souciait peu d'expliquer au malade des faits qui pour lui-même restaient le plus souvent inexplicables, et il se contentait d'édicter comme un oracle des prescriptions quelque peu sybillines.

Aujourd'hui, la médecine est devenue sur bien des points, sinon une science exacte, tout au moins un art s'appuyant sur des notions scientifiquement démontrées. Le médecin doit pouvoir les concevoir et les retenir clairement, et les exposer non moins clairement aux malades et à leur entourage, de plus en plus avides de connaissances médicales, et de mieux en mieux renseignés sur les choses de la médecine. Mieux éclairés, ceux-ci appliqueront avec une compréhension plus complète les prescriptions médicales et il y aura tout profit, et pour les malades, et pour les médecins, et pour la santé nationale.

Malheureusement, quel que soient le zèle et le dévouement du médecin, le temps lui manque la plupart du temps pour pouvoir expliquer par le menu à son malade même cultivé, mais dépourvu de notions préalables nécessaires, ce qu'il y a intérêt à ce que celui-ci sache des origines, des retentissements, des conséquences de son mal ; des volumes, comme ceux que nous offrons à la fois au public médical et au public non médical, aideront à satisfaire ce besoin et donneront au grand public les notions fondamentales indispensables pour comprendre et appliquer avec fruit les explications et les recommandations du médecin.

Je sais bien que d'aucuns craignent la diffusion d'une science insuffisante, qui, dans des mains bien intentionnées, mais peu expertes, risquerait de devenir trop audacieuse. Mais le meilleur moyen de remédier à cet inconvénient n'est-il pas justement d'instruire mieux le grand public, et de lui faire comprendre que la meilleure part de la science médicale est moins faite de thérapeutique et de médications (qui demeurent, sous peine de désastres, l'apanage du médecin), que de prophylaxie et de prescriptions hygiéniques, qui, justement, ne peuvent donner leur pleine efficacité que par la diffusion la plus grande possible des notions médicales fondamentales.

Ce sont ces grandes notions médicales qu'à l'occasion des maladies les plus fréquentes, les plus importantes et les mieux connues, nous exposerons dans ces volumes. Qu'on ne se méprenne donc pas. On n'y trouvera pas des « recettes » permettant aux profanes de se soigner eux-mêmes ; le traitement propre-

ment dit, et surtout le traitement médicamenteux,
doit être approprié à chaque malade en particulier,
car chaque malade diffère du voisin par son tempé-
rament, par ses antécédents, par les associations morbides éventuelles, etc.; une telle appropriation du
traitement au malade ne peut être faite que par
le médecin traitant et reste variable avec chaque
malade. Les malades, certes, pourront lire avec fruit
ceux de ces volumes qui concernent leur mal ; ils n'y
trouveront pas le moyen de se passer du médecin,
mais celui très appréciable de profiter plus utilement
de ses avis.

Plus encore qu'aux malades, nous nous adressons
aux personnes de plus en plus nombreuses qui
veulent s'instruire sur l'état actuel des connaissances
médicales, en considérant qu'étant hommes rien
d'humain ne doit leur être étranger. Qu'y a-t-il de
plus humain que le corps humain lui-même, et de
plus intéressant pour l'homme que l'étude de sa
propre personne, de ses merveilles — car le corps
humain en est plein, — et de ses tares éventuelles
— non moins nombreuses malheureusement.

La soif de telles connaissances est naturelle, mais
le public ne pouvait guère la satisfaire jusqu'à présent que par des breuvages mal appropriés, indigestes
pour son estomac non accoutumé s'ils étaient vraiment scientifiques, ou déplorablement incomplets ou
même falsifiés dans le cas contraire. Nous avons
donc conscience, avec la nouvelle bibliothèque, de
répondre à un besoin inassouvi du public éclairé, et
nous avons le ferme espoir qu'elle trouvera près de
lui bon accueil.

Docteur APERT.

VOLUMES PARUS :

— APERT, médecin de l'hôpital des Enfants-Malades. *Vaccins et Sérums.*

— RATHERY, professeur agrégé à la Faculté, médecin de l'hôpital Tenon. *Le Diabète sucré.*

— DUHEM, radiologiste de l'hôpital des Enfants-Malades. *L'Emploi des Rayons X en médecine.*

— DUBREUIL CHAMBARDEL, professeur à l'École de Médecine de Tours. *Les Scolioses.*

VOLUMES EN PRÉPARATION :

— BABONNEIX, médecin de l'hôpital de la Charité. *Les Chorées.*

— BAUDOIN, professeur agrégé à la Faculté de Paris, médecin de l'hospice de Brévannes. *La Douleur et les Névralgies.*

— BENSAUDE, médecin de l'hôpital Saint-Antoine et RIVET, médecin des hôpitaux. *Entéritiques et constipés.*

— BLECHMANN, ex-chef de clinique de la Faculté. *Les Péricardites.*

— CAUSSADE, médecin de l'Hôtel-Dieu, et COTONI, de l'Institut Pasteur. *Les Congestions et œdèmes pulmonaires.*

— CESTAN, professeur à la Faculté de Toulouse. *Les Épilepsies.*

— CRUCHET, professeur à la Faculté de Bordeaux. *Les grandes figures médicales, d'Hippocrate jusqu'à nos jours.*

— DUCOURNEAU, chef de clinique à l'École Dentaire. *Dents et maux de dents.*

— LAIGNEL-LAVASTINE, professeur agrégé à la Faculté, médecin de l'hôpital Laënnec. *Sécrétions internes et psychonévroses.*

— LÉRI, professeur agrégé à la Faculté, médecin de l'hôpital Cochin. *Les Rhumatismes chroniques.*

— LIAN, médecin des hôpitaux et ANDRÉ FINOT. *l'hypertension artérielle.*

— LOUSTE, médecin de l'hôpital Saint-Louis. *Les Eczémas.*

— MILIAN, médecin de l'hôpital Saint-Louis. *L'hérédité syphilitique.*

— NOBÉCOURT, professeur de clinique infantile à la Faculté, médecin de l'hôpital des Enfants-Malades. *Les syndromes endocriniens chez les enfants.*

— RIBADEAU-DUMAS, médecin de la Maternité. *Les débuts de la tuberculose infantile.*

— RIBIERRE, professeur agrégé à la Faculté, médecin de l'hôpital Laënnec. *L'insuffisance cardiaque.*

— CLÉMENT SIMON, médecin de Saint-Lazare. *La Syphilis.*

— STÉVENIN, ex-chef de clinique de la Faculté. *La Coqueluche.*

Vaccins et sérums

DU MÊME AUTEUR

L'HÉRÉDITÉ MORBIDE (5e mille), 1 vol. in-18 (Bibliothèque de Philosophie scientifique). E. Flammarion, éditeur.

LA CROISSANCE, 1 vol. in-18 (Bibliothèque de Philosophie scientifique). E. Flammarion, éditeur.

LES ENFANTS RETARDATAIRES, in-16. Baillière, éditeur.

LA GOUTTE ET SON TRAITEMENT, 2e édition, in-16. Baillière, éditeur.

TRAITÉ DE PATHOLOGIE GÉNÉRALE (en collaboration avec M. Hallopeau), in-8°. Baillière, éditeur.

TRAITÉ DES MALADIES FAMILIALES ET DES AFFECTIONS CONGÉNITALES, in-8°. Baillière, éditeur.

PRÉCIS DES MALADIES DE L'ENFANCE, 3e édition, in-8°. Baillière, éditeur (traduit en espagnol, Salvat, éditeur à Barcelone).

HYGIÈNE DE L'ENFANCE, in-16. Baillière, éditeur (traduit en espagnol, Espasa, éditeur à Barcelone).

Bibliothèque des Connaissances médicales

DIRIGÉE PAR LE DOCTEUR APERT

Dr APERT

MÉDECIN DE L'HÔPITAL DES « ENFANTS MALADES »

Vaccins et sérums

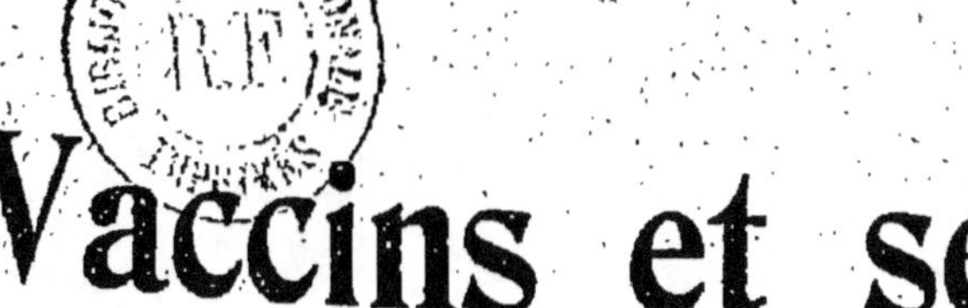

PARIS

ERNEST FLAMMARION, ÉDITEUR

26, RUE RACINE, 26

1922

INTRODUCTION

Une étude générale et approfondie des vaccins et des sérums nécessiterait un exposé préalable de la très importante question de l'immunité vis-à-vis des maladies, question encore en évolution, renouvelée par les travaux de M. Bordet au début de ce siècle, remaniée encore tout récemment par les découvertes de M. Widal et de ses élèves sur l'intervention des crises hémoclasiques dans l'évolution en bien ou en mal des maladies.

Pour exposer dans leur détail et avec tous les éléments de discussion des sujets aussi vastes et encore à l'étude, il faudrait, outre un savoir et une compétence tout spéciaux, que je suis loin de posséder, de nombreuses pages sur l'étendue desquelles le volumineux travail de M. Bordet sur l'Immunité peut donner une idée.

Mon ambition est beaucoup plus restreinte. Sans aborder l'exposé des problèmes si intéressants qui sont encore à l'étude, sans pénétrer les très ingénieuses théories qui donnent de ces problèmes des solutions peut-être provisoires bien qu'ayant actuellement une incontestable utilité, je voudrais simplement exposer, sur les vaccins et les sérums, les grandes notions aujourd'hui bien établies.

Il est à prévoir que l'emploi des vaccins et des sérums est appelé à se développer, tant en ce qui concerne l'emploi préventif ou prophylactique, c'est-à-dire ayant pour but de préserver de la maladie, qu'en ce qui regarde l'emploi curatif, autrement dit l'emploi à titre de remède pour guérir une maladie déjà déclarée.

Déjà, vis-à-vis d'un certain nombre de maladies, nous sommes armés à l'un ou à l'autre point de vue, parfois même à l'un et à l'autre, et pour quelques-unes de ces maladies l'emploi du vaccin ou du sérum donne avec sécurité les résultats attendus, à condition que cet emploi soit fait judicieusement.

On a dit et écrit qu'avec les vaccins et les sérums l'art de guérir s'est transformé et s'est élevé à la hauteur d'une science. C'est mal poser la question. Il n'est pas moins scientifique d'étudier l'action de la digitale sur le cœur par exemple, et d'en user pour soulager les cardiaques, que d'observer les modifications produites dans le milieu intérieur d'un animal à la suite d'injections de toxine et d'utiliser le sérum ainsi obtenu comme antitoxique. Depuis toujours la médecine est à la fois un art et une science,

science par ses études, art par ses applications.
L'emploi des sérums et des vaccins exige l'esprit
de finesse tout autant que le maniement des autres
médicaments actifs. Certes l'équation « bacille
diphtérique dans la gorge = sérothérapie antidiphtérique » est un impératif catégorique à l'instar
d'une formule mathématique ; mais il faut vingt-
quatre heures pour obtenir une culture d'angine ;
l'art du médecin consiste à découvrir l'angine et
à distinguer à première vue les cas où la nature
diphtérique vraisemblable impose l'injection d'emblée de ceux où il convient de surseoir et d'attendre
le résultat de la culture. Quand, à quelle dose
renouveler l'injection de sérum ? Faut-il injecter
préventivement les enfants et les adultes ayant eu
contact avec le malade ? Les réponses varient selon
les circonstances et c'est tout un art d'apprécier
celles-ci.

Ce qui est vrai, c'est que les sérums et les vaccins nous ont fourni un puissant moyen de lutte
contre de nombreuses maladies microbiennes.
Tous ne sont pas encore aussi efficaces que le
sérum antidiphtérique, mais celui-ci est une
merveille. Les gens de mon âge ont conservé
présent le souvenir des méfaits de la diphtérie
avant le sérum de Roux (1894) ; des familles
entières étaient en quelques jours fauchées par le
mal. Jeune externe en 1891 à l'hôpital des Enfants-
Malades, j'y ai connu le service de la diphtérie
peuplé de mourants ; les rares survivants restaient

pendant des mois affaiblis, anémiés, albuminuriques, paralytiques. Revenant comme interne en
1895 en ce même hôpital, quand venait d'y être
inaugurée la méthode sérothérapique, c'est avec
une stupéfaction joyeuse que je notais la transformation : enfants guérissant en quelques jours,
convalescents roses, gais, pleins de santé. Il n'y
a rien eu d'approchant dans l'histoire de la thérapeutique, sauf peut-être d'après nos vieux maîtres,
la transformation du rhumatisme articulaire aigu
quand Germain Sée eut fait connaître l'héroïque
puissance du salicylate de soude contre cette
maladie.

Mais, si efficace qu'elle soit, la thérapeutique
salicylée, purement empirique, ne nous ouvrait
aucune nouvelle vue sur la nature du rhumatisme,
ni sur celle des maladies analogues. Au contraire
la connaissance du pouvoir antitoxique des
sérums nous a donné des connaissances précieuses
sur le mode selon lequel l'organisme lutte contre
les maladies aiguës en général ; aussi la découverte du sérum antidiphtérique a inauguré une
série d'études fructueuses, et a ouvert la voie à
des méthodes générales de traitement des maladies. Dans ce volume, je n'aurai donc pas seulement à énumérer les divers sérums et vaccins
thérapeutiques et préventifs et à énoncer leur
mode d'emploi. J'aurai aussi et surtout à décrire
les modifications que la vaccination apporte dans
le milieu intérieur des sujets vaccinés, à décrire

le mécanisme de l'acquisition du pouvoir anti-toxique du sérum à la suite d'injection de toxine, à dire le mode d'action du sérum, en un mot à éclairer un chapitre de pathologie générale des plus intéressants à la fois au point de vue de la philosophie biologique et au point de vue de la pratique médicale.

Mais avant d'aborder les parties les plus scientifiques de cette question des vaccins et des sérums, il faut, pour suivre l'ordre historique et l'ordre naturel, que nous parlions d'abord du vaccin primitif, de la vaccine. Ici, il n'est plus question de laboratoire ; c'est la sagacité d'une observation patiente de faits de clinique journalière qui a permis à Jenner de vaincre un siècle avant Pasteur un fléau qui désolait alors l'humanité.

Nous allons donc suivre dans cet exposé le cours historique du développement des connaissances humaines sur les vaccins et les sérums en étudiant :

1° Le vaccin jennérien, c'est-à-dire la vaccine antivariolique ;

2° Les vaccins pastoriens, c'est-à-dire le vaccin anticharbonneux et le vaccin antirabique ;

3° Le sérum de Roux et les autres sérums antitoxiques ;

4° Enfin les autres vaccins et sérums aujourd'hui très multipliés.

Vaccins et sérums

CHAPITRE I

LE VACCIN JENNÉRIEN

Historique : l'inoculation variolique préventive pratiquée depuis très longtemps dans les pays d'Orient. Son introduction en Europe : Pilorino, Boyer, Le Duc, Vater ; Maitland et lady Montagu.

Jenner : ses études d'histoire naturelle ; ses études sur la variole des vaches (*cow-pox* ou *variolæ vaccinæ*) et la *grease* des chevaux ; cette variole des vaches ou vaccine immunise contre la variole humaine.

Nécessité des revaccinations. Préparation et conservation du vaccin.

C'est en 1798 que Jenner fit connaître qu'il avait découvert une variole bovine (*variolæ vaccinæ*, c'est-à-dire variole des vaches) transmissible à l'homme, mais, ajoutait-il, « ce qui rend le virus de la variole bovine extrêmement singulier est que la personne qui en a été affectée se trouve ensuite et pour toujours à l'abri de l'infection de la variole humaine, soit qu'elle s'expose à la contagion, soit qu'on lui introduise par insertion dans la peau la matière varioleuse ».

La découverte de Jenner ne tarda pas à être vérifiée sur une grande échelle et à supplanter avec raison le seul moyen préventif qu'on possédait jusqu'alors contre la variole, l'insertion ou inoculation.

Nous devons dire quelques mots de ce vieux procédé car il contient déjà en ébauche toute la prévention des maladies par les virus atténués, c'est-à-dire toute la doctrine des vaccins préventifs.

Depuis des temps très reculés, les médecins chinois, indiens et perses pratiquaient l'inoculation variolique préventive. Quand ils avaient occasion de soigner un malade atteint de variole bénigne, ils prélevaient, sur un des boutons de variole dont son corps était parsemé, une parcelle de l'exsudat qu'il renfermait, et ils inséraient cette parcelle dans une incision superficielle faite à la peau des sujets qui, n'ayant pas encore eu la variole, désiraient être prémunis contre elle. De tout temps, en effet, on avait observé que la variole ne récidive pas. Une première atteinte, eût-elle été très bénigne, prémunit contre une atteinte ultérieure. De là l'idée de donner, par ce procédé de l'insertion, une variole bénigne pour préserver ultérieurement de la contagiosité de varioles graves, car la maladie était alors si répandue qu'il n'était guère de personne qui y échappât.

Le procédé était très employé en Orient et cette diffusion est la preuve de son efficacité. Toutefois, le risque n'était pas nul ; il arrivait parfois que bien qu'issue d'un cas bénin, la variole inoculée devenait grave, exceptionnellement même mortelle. Toutefois on passait outre à ce risque

en présence des terribles ravages des épidémies
de variole infectieuse et de variole hémorragique
(variole noire).

Pendant longtemps le procédé de l'insertion est
resté en usage seulement dans les pays d'Orient,
où même aujourd'hui la vaccine ne l'a pas encore
fait complètement disparaître (1). Et pourtant la
variole avait envahi aussi la chrétienté, et on sait
combien au xviie et au xviiie siècles, les populations,
à commencer par la famille royale de France, ont
été décimées par la maladie.

Il faut arriver au début du xviiie siècle pour
voir la méthode timidement introduite en Occi-
dent. Un médecin natif de Céphalonie (cette petite
île ionienne qui, avec l'îlot voisin d'Ithaque,
semble avoir le monopole de produire, depuis
Ulysse, des Grecs avisés et industrieux), Jacques
Pilorino, après avoir fait fortune en exerçant son
art à Candie, puis à Constantinople, fit de grands
voyages en Orient et revint mourir à l'âge de
60 ans, en 1748, là où il avait fait ses études, à
Padoue. Trois ans auparavant, il avait publié
l'ouvrage intitulé « *Nova et tuta variolas exci-
tandi per transplantationem methodus, nuper
inventa et in usum tracta, qua rite peracta, immu-
nia in posterum præservantur ab hujusmodi con-*

____

(1) Outre le procédé de l'insertion, les musulmans emploient
celui de l'inhalation qui consiste à priser la poudre obtenue
par dessication et pulvérisation des croûtes des boutons de
variole.

tagio corpora ; Venetiis, 1715. » Le succès de l'ouvrage fut assez grand pour que des rééditions successives aient paru à Nuremberg 1717, à Leyde, 1721. Les publications sur la méthode se multiplient rapidement. Boyer, futur docteur-régent de la Faculté de Paris, soutient à Montpellier en 1717 une thèse « *Pro variolarum insertione* » et Le Duc, fils d'un médecin de Constantinople, passe en 1722 à Leyde sa thèse « *De Byzantina variolarum insitione* ». En 1720 Abraham Vater (le parrain de l'ampoule de Vater du duodénum) publie à Wittemberg une dissertation « *De methodo transplantandi variolas per insitionem* ».

Mais les efforts des médecins en Italie, en France, en Hollande, en Allemagne, n'eurent pas le succès que l'intervention d'une femme obtint à la méthode en Angleterre. Lord Wortley Montagu, ambassadeur anglais à Constantinople, avait amené avec lui d'Angleterre un jeune médecin, Henri Maitland ; celui-ci, en 1717, inocula à Constantinople, avec le plus heureux succès, le fils unique de l'ambassadeur, âgé de six ans. De retour à Londres il publia à ce propos deux ouvrages intitulés « *Account of inoculation* » et « *The account of inoculating vindicated* » tous deux de 1722. Mais la propagande de lady Montagu fit beaucoup plus que les publications médicales. Elle mit à la cour et à la ville l'inoculation à la mode, et la pratique de l'inoculation demeura dès lors répandue en Angleterre assez pour que Jenner pût, un siècle plus tard, faire sans obstacles sur une assez grande échelle, ses inoculations comparatives de virus vaccin et de virus varioleux.

En somme ce procédé de l'insertion ou inoculation variolique n'est autre qu'un procédé de vaccination par un virus spontanément atténué. Mais l'atténuation n'était, ni obtenue à volonté (il fallait donc attendre qu'un cas atténué se présentât à l'observation), ni suffisamment fixée pour qu'il y ait toute sécurité contre un retour de virulence (et de temps en temps les varioles d'inoculation tournaient mal). Il fallut le génie de Pasteur pour nous apprendre à produire à volonté des virus atténués fixes. Dans l'intervalle Jenner avait substitué à la méthode empirique de l'inoculation variolique la méthode, empirique également, mais infiniment plus sûre et plus anodine de l'inoculation vaccinale.

C'est l'étude de la chimie qui devait orienter Pasteur vers l'étude des levures et des infiniment petits. C'est celle de l'histoire naturelle qui développa chez Jenner l'habitude de l'observation minutieuse des animaux à laquelle il dut sa découverte : tant il est vrai que la pratique de disciplines variées assouplit l'esprit autant que le rétrécit la spécialisation trop exclusive. Jenner avait pris le goût de l'histoire naturelle auprès de l'illustre Hunter, son maître, chez qui il habita deux ans quand il vint à Londres compléter ses études, et qui l'associa à plusieurs de ses travaux. L'amour du pays natal et de la campagne engagea Jenner à refuser plusieurs situations avantageuses et à demeurer pour exercer la médecine dans la propriété du Glocestershire qu'il tenait de son père. Dans les loisirs que lui laissait l'activité professionnelle, il s'intéressait aux mœurs des animaux, et en 1788 il publie dans le *Philosophical Transactions* un article très documenté sur l'histoire naturelle du coucou et sur la façon dont le jeune coucou, né dans le nid étranger où sa mère a subrepticement déposé son œuf, exécute ses frères de lait (s'il m'est permis de les nommer ainsi) : « Le jeune coucou, écrit-il, peu d'heures après sa naissance, en s'aidant de son croupion et de ses ailes, tâche de se glisser sous le petit oiseau dont il partage le berceau et de le placer sur son dos où il le retient en élevant ses ailes. Alors se traînant à reculons jusqu'au bord du nid, il se repose un instant, puis faisant un effort, il jette sa charge hors du nid. En grimpant sur les bords du nid, il laisse quelquefois tomber sa charge qui roule dans le nid, mais il recommence alors bientôt son travail, et ne le discontinue que lorsqu'il est venu à bout de son entreprise. On est surpris de voir les efforts réitérés d'un coucou de deux ou trois jours lorsqu'on met à côté de lui un petit oiseau déjà trop lourd pour qu'il puisse le soulever. Il est alors dans une agitation continuelle et ne cesse de peiner ». Que ceci nous apprenne à quelles désastreuses conséquences s'expose celui qui introduit l'étranger au foyer.

L'observation des animaux domestiques intéressait aussi Jenner. C'est ainsi qu'il étudia la maladie des chevaux et des vaches qui devait le conduire à la découverte de la vaccine. Les chevaux du Glocestershire étaient assez souvent atteints, pendant les périodes humides, de pustules au pourtour du sabot, connues dans le pays sous le nom de « *grease* ». En coïncidence avec cette maladie, les vaches présentaient aux trayons des pustules qui, assez souvent, se communiquaient aux mains des vachères chargées de la traite. Cette maladie des vachères était connue dans le pays sous le nom de *cow-pox*, ou variole des vaches, nom que Jenner a traduit par *variolæ vaccinæ*, qui a le même sens en latin. De là le nom de *vaccine*. Jenner observa que le cow-pox avait toujours son origine chez le cheval atteint de *grease* ; cette maladie était transmise au pis de la vache par les mains des valets d'écurie chargés à la fois de panser les chevaux et de traire les vaches. Dans les fermes où les femmes sont seules chargées de la traite, et où il n'y a pas transport du virus de l'écurie à la vacherie par les mains des valets d'écurie, on n'observe jamais le *cow-pox*.

Autre remarque dont Jenner vit tout de suite la portée pratique : les personnes qui ont été atteintes de cow-pox ne prennent jamais la variole-

même quand ils sont en contact intime avec des
varioleux. Quand il fut convaincu de cette vérité
par des exemples suffisamment nombreux, Jenner
n'hésita pas à la vérifier par l'épreuve de l'inoculation variolique, courante en Angleterre à cette
époque, et il vérifia que l'inoculation échouait,
même avec un virus très actif.

En 1798, il publie une petite plaquette qui n'a
pas plus d'une cinquantaine de pages et dont les
trois quarts sont prises par la relation des observations. Jenner y expose ce qu'il a vu sur le
cow-pox, sur l'immunité contre la variole des
personnes qui en ont été atteintes, et il termine
en relatant l'inoculation qu'il a faite du cow-pox
à quatre personnes successivement de bras à bras,
personnes qui sont devenues réfractaires à l'inoculation variolique.

Jenner employa les années suivantes à distinguer du cow-pox véritable d'autres éruptions du
pis des vaches qui ne prémunissent pas contre la
variole, et à déterminer l'époque la meilleure
pour recueillir et inoculer le vaccin ; il vit qu'il
ne faut pas attendre que les pustules commencent
à se flétrir pour pratiquer la vaccination. Dès
1802, la vaccination était si bien reconnue comme
merveilleusement efficace que le Parlement d'Angleterre votait à Jenner les remerciements de la
nation et lui accordait un don de 10.000 livres
sterling (250.000 francs). Le chancelier de l'Échi-
quier chargé de veiller à la bonne gestion des

finances publiques, non seulement ne mit aucun obstacle à cette libéralité, mais déclara que « les Communes pouvaient voter en faveur de Jenner telle récompense qu'elles jugeraient convenable, puisqu'il s'agissait d'une des plus importantes découvertes que l'humanité ait faites depuis la création du monde, et que le mérite de cette découverte est au-dessus de toute expression ».

Heureux exemple de la façon dont un grand peuple doit honorer ses grands hommes.

Actuellement, grâce à l'expansion de la vaccination, la variole, si cruelle au xviiie siècle qu'elle fauchait la moitié des jeunes sujets et ne laissait pas subsister indemne un seul joli visage, est devenue une telle rareté que des médecins occupés peuvent passer de longues années sans en observer un seul cas. Dans les dernières dix années, la moyenne des décès annuels à Paris par variole est tombée à 4, alors que la rougeole, maladie beaucoup plus bénigne, en cause encore 600, la diphtérie malgré le sérum 200, la coqueluche 200, la fièvre typhoïde 400.

Sur deux points seulement la pratique de Jenner a été modifiée. Jenner croyait que la vaccine immunisait pour toute la vie contre la variole. Il a été reconnu que l'immunité allait en s'affaiblissant, surtout chez les jeunes sujets, aussi est-il bon de procéder chez eux à des revaccinations. En France la loi rend la vaccine obligatoire dans la première année, à 11 ans et à 21 ans.

La deuxième modification est que la pratique de la vaccination de bras à bras a vécu. Non seulement elle comportait la difficulté de toujours trouver en temps opportun un sujet vaccinifère, mais surtout il était arrivé que du vaccin pris chez des nouveau-nés atteints de syphilis ignorée ait transmis la syphilis en même temps que la vaccine. Actuellement on emploie seulement la sérosité vaccinale recueillie sur la vache. On rase la peau du ventre et des flancs d'une génisse, on y pratique des séries de scarifications sur lesquelles on répand de la pulpe vaccinale ; au bout de cinq à six jours les boutons de vaccin sont suffisamment développés pour qu'on puisse y recueillir la lymphe vaccinale ; on peut l'employer directement et immédiatement à pratiquer des vaccinations ; mais ce procédé n'est pratique que lorsque ayant à vacciner une collectivité importante, il est commode de s'y transporter avec la génisse. Beaucoup plus fréquemment la lymphe sera recueillie pour être conservée et employée au fur et à mesure des besoins. Dans ce cas, on la mélange intimement dans un mortier à autant de glycérine, ce qui a pour effet d'une part de la fluidifier, d'autre part de la purifier en empêchant la pullulation des germes étrangers. La pulpe glycérinée est répartie en petits tubes capillaires de verre dont les extrémités sont fermées à la lampe de verrier. Ils peuvent ainsi être expédiés par la poste et être employés au fur et à mesure des besoins.

CHAPITRE II

LES VACCINS PASTORIENS

Vaccin anticharbonneux. — Vaccin antirabique.

Découvertes antérieures de Pasteur : rôle des êtres vivants infiniment petits ou microbes dans les fermentations alcoolique, acétique, etc., et dans les maladies des vers à soie, *pébrine, flacherie*. Les microbes des *infections chirurgicales* et de la *fièvre puerpérale*. L'antisepsie. La propagation du *charbon*; la bactérie charbonneuse.

Atténuation du virus du *choléra des poules*; pouvoir vaccinant de ce virus atténué.

Application au *charbon* : virus atténué fixe; vaccination anticharbonneuse.

Vaccination contre la *péripneumonie des bovidés* par inoculation du virus à la base de la queue; influence de la voie de pénétration du virus sur l'évolution des maladies virulentes. Vaccination contre le *rouget du porc*.

La *rage* : obtention d'un virus rabique fixe; atténuation du virus rabique; vaccination antirabique expérimentale préventive;

Vaccination antirabique curative; application à la rage humaine.

La découverte de Jenner a eu la très importante conséquence de nous armer de telle façon contre la variole qu'il est possible d'en réduire à néant les ravages naguère formidables. Mais elle valait pour la variole uniquement. Elle n'a ouvert aucune voie nouvelle en ce qui concerne les autres maladies, et c'est seulement par les découvertes ultérieures qu'on a pu comprendre comment la vaccine pouvait immuniser contre la variole.

Les découvertes pastoriennes que nous abordons actuellement ont une toute autre portée. Le vaccin anticharbonneux et le vaccin antirabique sont des applications particulières d'une méthode générale susceptible d'applications à bien d'autres infections microbiennes, et cette méthode générale elle-même n'est qu'une portion minime de l'œuvre géniale de Pasteur. Déjà avant de découvrir l'atténuation des virus, constatation dont la vaccination anticharbonneuse et la vaccination antirabique ne sont que des applications, Pasteur avait révélé des horizons tout nouveaux, et, parti de l'étude des cristaux, avait transformé les idées sur les fermentations, la putréfaction, la génération spontanée. Il avait mis complètement au point chemin faisant de multiples applications pratiques ; il avait montré comment on pouvait obtenir des fermentations alcooliques le meilleur rendement en alcool, comment on pouvait éviter les maladies du vin et éventuellement y remédier, comment il fallait diriger la fermentation acétique dans la fabrication du vinaigre ; il avait enseigné aux brasseurs des méthodes précieuses dans la confection de la bière, et les efficaces bienfaits de sa perspicacité avaient été tels que c'est à lui qu'on avait eu recours pour trouver un remède dans un tout autre domaine : le désastre

qui frappait dans l'industrie séricole les élevages
de vers à soie, lesquels mouraient en masse d'une
maladie inexpliquée. Il avait résolu le problème ;
il avait découvert, non pas une, mais deux
maladies enchevêtrées, la *flacherie*, maladie bac-
térienne d'origine alimentaire, et la *pébrine*
ou maladie des corpuscules, maladie parasitaire
(nous savons aujourd'hui que ce parasite est un
sporozoaire) ; il avait indiqué le moyen de faire
disparaître ces deux maladies.

Pressentant l'importance des infiniment petits
dans les maladies humaines, Pasteur, qui venait
d'entrer comme associé libre à l'Académie de
Médecine, tourne désormais ses investigations de
ce côté : dans le pus du furoncle et de l'ostéomyélite, il décèle le staphylocoque ; dans les
abcès puerpéraux le streptocoque ; il crie dès lors
que les précautions qu'il prend pour éviter les
contaminations accidentelles de ses bouillons de
culture doivent être de mise pour éviter la contamination des plaies ; c'est l'honneur d'un chirur-
gien anglais, Lister, d'avoir le premier compris
l'importance de ces directives et de les avoir
introduites dans la pratique chirurgicale. Lucas-
Championnière, alors jeune interne, les a importées
en France en ce qui concerne la chirurgie ; Budin,
Bar, avec l'aide de leur maître Tarnier, ont fait
de même en ce qui concerne les accouchements ;
les ravages de l'infection chirurgicale et de l'infection puerpérale ont été dès lors entravés ; ils

étaient tels avant l'ère antiseptique qu'à certaines époques et dans certains hôpitaux, il succombait jusqu'à un opéré sur huit, et jusqu'à une accouchée sur cinq (Maternité, 1864) ; actuellemeut, en ce même hôpital, la mortalité est tombée à un ou deux pour mille.

Déjà, avant d'aborder les études qui le conduisirent à la découverte de la vaccination anticharbonneuse, Pasteur comptait donc de multiples triomphes, non seulement scientifiques, mais dans les applications pratiques, soit agricoles, soit industrielles, soit médicales. Malgré le grand intérêt de telles découvertes nous devons en passer la génèse sous silence, parce qu'elles débordent notre sujet, et nous devons nous borner aux découvertes pastoriennes relatives aux vaccins.

Le charbon décimait alors nos plus riches régions d'élevage de moutons et de bêtes à cornes, car tous les efforts des vétérinaires étaient vains pour guérir la maladie ou en prévenir ou limiter les ravages. La nature du mal prêtait à mille hypothèses. Toutefois, dès 1838, Delafond avait signalé dans le sang des animaux charbonneux, la présence de bâtonnets miscroscopiques que Davaine, en 1861, avait rapprochés des bacilles en bâtonnets découverts par Pasteur dans la fermentation butyrique.

Pasteur commença par vérifier la présence constante de ce bâtonnet dans le sang des animaux charbonneux ; il vit qu'on pouvait le cultiver sur bouillon, et reproduire avec lui le charbon. Il montra que le bâtonnet pullulait dans les cadavres d'animaux charbonneux et dans le sol où ils étaient enfouis, que les vers de terre le ramenaient à la surface avec la terre qu'ils déglutissent, et que les animaux s'infectent en mangeant l'herbe à la surface de ces fosses, surtout si le fourrage est épineux. Il enseigna à enterrer les animaux loin des pâturages, à écarter du pacage les épines et les chardons ; par ces procédés, peut-être serait-il arrivé sinon à des résultats radicaux comme pour les vers à soie tout au moins à limiter beaucoup le mal, quand un fait nouveau l'engagea dans la voie nouvelle et féconde qui le mena à la découverte du vaccin.

Un vétérinaire qui collaborait avec lui, Toussaint, lui avait envoyé, sachant combien il s'intéressait à toutes les maladies contagieuses, le cadavre d'une poule provenant d'un poulailler où avait sévit une terrible épidémie de choléra des poules. Le sang de la poule contenait un microbe (de ceux que nous rangeons maintenant dans le groupe des pasteurelloses). Il poussait facilement sur bouillon et reproduisait à coup sûr chez la poule la maladie mortelle. Un jour, il arriva qu'on prit pour inoculer une poule, non plus une culture de vingt-quatre heures, mais une vieille culture datant de plusieurs semaines. Contrairement à ce qui s'était toujours passé jusque là, la poule survécut, et, inoculée de nouveau avec une culture fraîche, elle résista à cette nouvelle inoculation. Pasteur vérifia qu'il s'agissait là d'un effet constant. Les cultures du choléra des poules, à mesure qu'elles vieillissent, perdent de leur virulence ; à partir d'un certain degré de vieillissement, elles ne causent plus qu'une maladie curable et les sujets guéris sont devenus réfractaires à une inoculation mortelle. Le principe de la vaccination par atténuation du virus était trouvé.

Pasteur s'empressa de l'appliquer au charbon. Le vieillissement des cultures ne donnait pas avec le charbon un résultat constant. Par la chaleur, Toussaint n'avait obtenu qu'une atténuation passagère insuffisamment persistante. Pasteur se rendit compte que les spores, sorte de graines que fabrique le bâtonnet, ne participaient pas à l'atténuation et régénéraient des bacilles virulents. D'autre part, Chamberland, un des préparateurs de Pasteur, avait vu que maintenu à une température dépassant 42°, le bâtonnet cesse de fabriquer des spores. A cet état il s'atténue de jour en jour, et, chose curieuse, quand on le laisse à nouveau produire des spores en ramenant la température à 35°, la virulence se maintient au taux même où on l'a amenée. Dès lors Pasteur avait le moyen d'obtenir une gamme de cultures de virulences graduées et fixes. Il vérifia qu'en inoculant des moutons avec une première culture très atténuée, ils résistaient quinze jours après à l'inoculation d'une culture plus virulente, et acquerraient à la suite de cette seconde piqûre une immunité absolue pour le charbon. Des essais en grand pratiqués dans des fermes en présence de commissions agricoles confirmèrent le résultat. Une telle culture atténuée peut donc servir comme vaccin.

Actuellement les vaccins charbonneux sont entrés dans la pratique courante et livrés sur demande par l'Institut Pasteur. Mais grâce à la vaccination elle-même, les cas de charbons sont devenus rares et on ne procède à la vaccination préventive que lorsqu'un cas de charbon réapparaît dans le voisinage.

Quant au charbon humain, il est lui-même devenu tout à fait exceptionnel, si bien que la question de vacciner l'homme contre le charbon ne se pose pas ; dans les très rares cas où l'on observe encore le charbon humain, c'est à la sérothérapie qu'il faudra avoir recours. M. Marchoux a préparé à l'Institut Pasteur, conformément aux principes généraux de préparation des sérums tels que nous les exposerons plus loin, un sérum anticharbonneux suffisamment efficace.

Au cours de ses études sur le charbon, Pasteur avait eu l'attention appelée par les vétérinaires sur une autre maladie contagieuse causant de graves ravages dans les troupeaux de bêtes à cornes, la péripneumonie des bovidés.

En vain Pasteur avait cherché dans la sérosité qui infiltrait les poumons malades un microbe auquel rapporter le mal. En vain il avait essayé de pratiquer des cultures sur bouillon. Nous savons maintenant la cause de ces échecs. Grâce aux récents travaux de Bordet, Dujardin-Beaumetz, Borrel, nous savons que le microbe de la péripneumonie est un organisme si petit qu'on ne le voit au microscope que lorsqu'il s'agglomère en nombre, et si fin qu'il passe à travers les pores des bougies de porcelaine. Il ne cultive que sur des milieux très particuliers.

Néanmoins, Pasteur poursuivit ses recherches ; il vit qu'en inoculant sous la peau d'un bovidé neuf une parcelle de sérosité recueillie dans le poumon d'un animal qui a succombé à la péripneumonie, on provoque un très grave œdème local progressif qui aboutit à la mort. Toutefois la maladie est d'autant plus sûrement mortelle que l'injection a été faite dans une région où le tissu cellulaire sous-cutané est plus lâche. Si on inocule le virus à la base de la queue, où le tissu cellulaire est rare et dense, la lésion est beaucoup plus limitée, et l'animal guérit à peu près sûrement. Il est dès lors devenu réfractaire à une nouvelle atteinte de la maladie.

Il y a par conséquent là un moyen de vacciner les animaux contre la péripneumonie, et cette nouvelle découverte ouvrait d'autre part des aperçus nouveaux sur l'influence de la voie de pénétration

du virus sur le développement des maladies
virulentes.

En 1882, Pasteur s'occupa de rechercher la
cause et le remède d'une grave épidémie qui
sévissait sur les porcs, le rouget. Il découvrit,
cultiva, atténua le microbe de la maladie, et,
comme il vérifia qu'une atteinte due au microbe
atténué conférait l'immunité, il institua contre
le rouget du porc une vaccination préventive
analogue à la vaccination charbonneuse et non
moins efficace.

A travers ces importantes découvertes en médecine vétérinaire, Pasteur voyait constamment
comme but l'application à la médecine humaine ;
grâce aux notions acquises sur les maladies virulentes animales, dont l'étude, moins entravée de
multiples difficultés, s'imposait d'abord, il aspi-
rait à aborder les maladies virulentes humaines.
Une maladie terrible, la rage, s'offrit à ses études,
et elles aboutirent à la merveilleuse découverte
du vaccin antirabique.

L'histoire de ce vaccin montre combien était
grande l'ingéniosité scientifique de Pasteur puisqu'il arriva à obtenir contre la rage une efficace
méthode de vaccination sans pourtant être jamais
parvenu à en voir ni à en cultiver le microbe.
Nous savons maintenant le pourquoi de cette
impossibilité. Le microbe de la rage, comme celui
de la péripneumonie, rentre dans la catégorie,

aujourd'hui établie avec certitude, des microbes dits filtrants, assez petits pour traverser les pores des bougies de porcelaine, trop petits pour être vus aux grossissements les plus forts de nos microscopes. Il est toutefois arrêté par les bougies à pores très étroits (Remlinger 1919).

On savait que la rage se transmet par la salive du chien mordeur. Mais les animaux inoculés avec la salive mouraient de septicémies dues aux microbes pullulant dans la bouche. Il fallait trouver un autre moyen d'étude. Le sang ne se montrait pas virulent. En revanche, Pasteur vit que les centres nerveux, le cerveau et surtout le bulbe de l'animal mort de rage, broyés et inoculés, transmettent la rage à coup sûr. Mais une incubation parfois très prolongée s'écoule entre l'inoculation sous-cutanée et l'apparition des symptômes du mal. Cette longue latence et la variabilité de sa durée gênaient et éternisaient les études. Pasteur eut l'idée de transporter directement un peu de la pulpe du cerveau virulent broyé, directement à la surface du cerveau du chien à inoculer, grâce à une trépanation faite à travers le crâne de celui-ci. Avec son collaborateur Roux, il vit qu'on transmettait ainsi de chien à chien ou de chien à lapin une rage se développant en 8 jours, 15 jours, 20 jours au plus. Par passages successifs le virus acquit une virulence extrême et fixe : ce virus fixe tuait le lapin en cinq jours.

En sens inverse, Pasteur cherche à obtenir

l'atténuation du virus. Il ne lui était pas possible d'obtenir l'atténuation par la méthode du vieillissement ou du chauffage des cultures puisque les cultures avaient été impossibles à obtenir ; mais le virus existait dans les centres nerveux et on pouvait, en soumettant ceux-ci à diverses influences, essayer d'atténuer sa virulence. En laissant dessécher des moelles de lapins morts de rage, Pasteur vit que la virulence y diminuait avec la durée et l'intensité de la dessication. Il obtint ainsi une gamme de moelles de virulence décroissante ; les plus faibles pouvaient être inoculées sans produire la rage ; les chiens inoculés résistaient ensuite à l'inoculation de moelles plus actives et finalement pouvaient impunément recevoir le virus fixe même si on le portait directement dans le cerveau.

On pouvait dès lors considérer comme résolu le problème de la vaccination préventive du chien contre la rage ; mais une question se posait. Ne devenait-il pas possible en outre, dans la longue période d'incubation qui sépare la morsure par chien enragé des premiers symptômes d'invasion du mal, de combattre l'extension du virus vers les centres nerveux grâce aux inoculations de virus atténués ? Si cela était, le problème se simplifiait beaucoup. Il ne s'agirait plus de vacciner des millions de chiens, mais on posséderait un moyen d'éloigner des hommes mordus, en les inoculant par des virus atténués, les terribles conséquences de la morsure. Pasteur vit que la rage n'éclatait pas chez les chiens mordus soumis, même quelque temps après la morsure, au traitement par les inoculations de moelles atténuées en séries progressives.

Sur ces entrefaites un enfant victime d'un chien enragé qui l'avait couvert de morsures, fut amené à Pasteur. Sur l'avis conforme de deux médecins, Vulpian et Grancher, Pasteur osa le traiter comme les chiens, et la rage ne se déclara pas. Il en est ainsi depuis lors pour presque tous les mordus amenés à l'Institut Pasteur. Autrefois la rage, toujours mortelle chez l'homme, frappait plus du tiers des mordus. Actuellement, moins de 1 pour 100 des mordus traités y succombent. Les rares échecs se voient dans les cas où un très long temps s'est écoulé entre la morsure et l'arrivée à l'Institut, surtout si ces morsures ont eu lieu à la face, le trajet vers les centres nerveux étant alors moins étendu.

En somme, sauf circonstances exceptionnelles, la vaccination antirabique empêche que la rage n'éclate, et ce cruel mal peut être considéré comme vaincu.

CHAPITRE III

LE SÉRUM ANTIDIPHTÉRIQUE

Sauf dans les maladies comme la rage où la contamination est constatée et l'incubation prolongée, la vaccinothérapie ne peut guère être active que préventivement plus que curativement. Importance de trouver un procédé véritablement curatif. La découverte de la sérothérapie répond à ce souhait.

Production d'une toxine diphtérique fixe (Roux et Yersin). Études sur le pouvoir préventif et curatif du sérum des vaccinés (Maurice Reynaud, Richet et Héricourt, Frœnkel, Behring et Kitasato). Sérothérapie antidiphtérique humaine (Roux et Louis Martin.)

Préparation du sérum antidiphtérique. Son emploi dans les affections diphtériques (angine couënneuse, croup). Emploi curatif. Emploi préventif.

Pour la rage, la longue incubation s'étendant entre la morsure et les premiers symptômes laissait au vaccin antirabique le temps d'agir dans l'intervalle. Mais une telle condition ne se trouve que bien rarement réalisée. Non seulement pour beaucoup de maladies contagieuses l'incubation est beaucoup plus réduite, mais surtout, dans bien des cas, la contagion passe inaperçue, on ne sait pas que le mal menace ; comment dès lors le combattrait-on ? Tout au plus pouvait-il en pathologie humaine être question de l'emploi de vaccins préventifs susceptibles d'immuniser une population, soit contre une maladie endémique, c'est-à-dire constamment menaçante, soit contre une maladie épidémique quand le début de l'épidémie est signalé. Encore fallait-il être absolument certain dans de telles éventualités de l'innocuité absolue de tels vaccins.

Pour ces raisons, ainsi que pour des difficultés spéciales de technique en ce qui concerne, par exemple, la fièvre typhoïde, l'application aux maladies humaines les plus fréquentes de vaccins obtenus par les procédés pastoriens n'aboutit pas tout d'abord à des résultats pratiques ; les chercheurs formés par Pasteur, et ceux qui, dans le monde entier, s'adonnèrent aux mêmes recherches se rendirent vite compte que de nouveaux progrès ne pouvaient être réalisés que postérieurement à de nouvelles recherches amenant à une connaissance approfondie des microbes et de leur biologie ainsi que par des perfectionnements de la technique microbiologique.

Les procédés de recherche et d'isolement des microbes, la technique de leur culture à l'air ou à l'abri de l'air, l'influence de la composition du milieu de culture sur leur vitalité et leur virulence, les modifications qu'ils provoquent dans le liquide de culture et dans le milieu intérieur des animaux inoculés, toutes ces connaissances progressèrent d'année en année ; la diphtérie, cette maladie qui fauchait dans certaines épidémies d'un coup tous les enfants d'une famille nombreuse, la diphtérie terreur des mères, fut particulièrement étudiée ; ces recherches aboutirent en 1894, aux mains d'un collaborateur de Pasteur, Emile Roux, à la sérothérapie de la diphtérie. Pasteur vécut assez pour voir ce nouveau triomphe de ses méthodes. Il mourut l'année suivante en 1895.

C'est au Congrès international de médecine tenu à Buda-Pesth en 1894 que M. Roux publia ses premiers essais de traitement de la diphtérie par le sérum des animaux immunisés contre la toxine diphtérique.

Le microbe de la diphtérie n'était connu que depuis une dizaine d'années. Klebs l'avait vu en 1883 dans les fausses membranes fibrineuses de la gorge de diphtériques ; Löffler l'année suivante était arrivé à le cultiver, à l'isoler, à reproduire la maladie en badigeonnant la gorge d'animaux avec des cultures pures.

Roux et Yersin, en 1888-1890, étudièrent plus complètement l'action du bacille sur l'organisme animal ; ils reproduisirent les premiers sur l'animal, la manifestation caractéristique, la paralysie diphtérique, qui succède souvent aux angines diphtériques graves et ne se voit pas dans les angines pseudo-membraneuses d'autre nature ; ils observèrent que le bacille n'existe qu'à la surface des parties malades, entre la muqueuse dénudée et la fausse membrane et dans l'épaisseur

de celle-ci ; il n'envahit pas l'organisme ; les
phénomènes généraux et la paralysie ne peuvent
donc être dus qu'à un poison sécrété par le
microbe et résorbé par l'organisme ; ce poison
est ce qu'on appelle une *toxine*.

En filtrant sur une bougie de porcelaine, capable
de retenir tous les bacilles, une culture sur bouillon de bacilles diphtériques, Roux et Yersin virent
que l'injection du filtrat aux animaux reproduisait
la paralysie diphtérique. Ce bouillon contient donc
la toxine. Roux et Yersin indiquèrent le moyen de
produire une toxine sûrement et uniformément
active. C'est cette toxine qui permit ensuite
d'obtenir le sérum sauveur.

Le principe de la sérothérapie avait déjà été vu
dès 1877 par Maurice Raynaud. Ayant injecté à
une génisse neuve du sang pris sur un animal
inoculé avec du vaccin antivariolique et porteur
de pustules en pleine évolution, Raynaud vit que
cette génisse était devenue réfractaire à l'inoculation ultérieure du même vaccin. Mais l'importance de cette constatation ne pouvait alors être
soupçonnée.

En 1888, Richet et Héricourt constatèrent avec
plus de précision le pouvoir préventif du sang
d'un animal immunisé. Etudiant l'action pathogène d'un staphylocoque spécial, très virulent pour
le lapin, mais provoquant seulement chez le chien,
une maladie curable, ils virent que l'injection à
des lapins neufs de sang pris à un chien guéri,

rendait ces lapins réfractaires à l'action du même staphylocoque.

En ce qui concerne spécialement la diphtérie, Frœnkel avait montré que l'inoculation au cobaye de petites doses de toxine atténuée par le chauffage à 70° rendait les animaux moins sensibles à l'inoculation de la toxine fraîche et du microbe lui-même. Behring obtint dans le tétanos expérimental les mêmes résultats en atténuant la toxine tétanique par mélange avec une petite quantité de trichlorure d'iode. Mais il eut le mérite de pénétrer beaucoup plus loin dans l'étude du phénomène. Il vit, avec Kitasato (1890), que le microbe tétanique et le microbe diphthérique poussent bien *in vitro* dans le sang ou dans le sérum d'animaux rendus réfractaires, mais que la toxine n'y est pas décelable. Elle a donc été neutralisée par ce sang ou ce sérum. Ce sérum contient donc un corps neutralisant, une *anti toxine*. On peut, en effet, vérifier que l'addition *in vitro* à la toxine de sérum d'immunisé détruit la toxicité du mélange. La même neutralisation est possible *in vivo*, l'injection à un animal neuf du sérum d'un animal immunisé contre le tétanos ou la diphtérie rend cet animal réfractaire à l'action d'une dose mortelle de toxine, réfractaire également à laisser pulluler à la surface de ses muqueuses le bacille diphtérique, enfin cette injection peut guérir un animal déjà en cours d'infection.

Behring et Kitasato se crurent dès lors en droit de traiter par l'injection de sérum d'animal immunisé des enfants atteints de diphtérie et certains résultats furent encourageants.

Toutefois Behring et Kitasato étaient arrêtés dans l'application pratique du traitement par la difficulté d'obtenir à volonté une toxine de toxicité fixe, donnant des sérums d'activité certaine. Aussi leurs résultats trop inconstants et trop limités n'entraînèrent pas la conviction.

Roux et Louis Martin, reprenant les mêmes études, purent, grâce à leurs études antérieures sur la toxine diphtérique, obtenir celle-ci en quantité suffisante et dans les conditions d'activité et de fixité nécessaires ; ils injectèrent à des chevaux des doses progressives de toxine, atténuée par l'iode aux premières injections, puis pure aux injections ultérieures ; le sérum de ces animaux, injecté aux petits enfants en traitement pour diphtérie à l'hôpital des Enfants Malades, amena une transformation radicale dans l'évolution du mal ; les fausses membranes se flétrissaient et tombaient en un ou deux jours ; la convalescence survenait rapidement ; l'enfant menacé de mort revenait rapidement à la vie. La mortalité par diphtérie en cet hôpital tomba d'emblée de 50 à 20, puis à 14 pour 100. La terrible maladie était, sinon vaincue, du moins attaquable désormais avec une arme merveilleusement efficace.

Actuellement l'Institut Pasteur produit en

grandes quantités le sérum antidiphtérique à son annexe de Garches près de Paris. On y emploie des bacilles diphtériques sélectionnés d'après leur faculté de produire une toxine active ; ils sont ensemencés en employant comme milieu de culture la macération d'estomacs de porcs hachés alcalinisée, additionnée de quantité égale de macération de viande de veau salée à 5 p. 1000 et alcalinisée, le tout stérilisé ; sur ce milieu le bacille ensemencé sécrète de la toxine dès le premier jour ; la quantité de toxine atteint son maximum le huitième ; à ce moment, on filtre la culture sur bougie de porcelaine. Le filtrat constitue la toxine. On appelle *unité toxique* la quantité de cette toxine qui tue en 96 heures un jeune cobaye du poids de 300 grammes. Par ce procédé de mesure on peut comparer l'activité des toxines de diverses provenances et employer toujours des toxines d'activité comparable.

Pour immuniser le cheval, on commence par lui injecter de toutes petites doses d'un mélange de un tiers de toxine avec deux tiers de solution iodo-iodurée au centième. Tous les deux jours on répète l'injection en augmentant la dose du mélange, puis en augmentant la proportion de toxine dans le mélange jusqu'à arriver à faire supporter au cheval des doses de plusieurs centaines de centimètres cubes de toxine pure. Il faut trois mois pour arriver à ce résultat.

Huit jours après la dernière injection, le cheval

est susceptible de donner un sérum antitoxique satisfaisant. On lui extrait alors six litres de sang qui laisse exsuder après coagulation trois litres de sérum. La saignée est répétée à plusieurs reprises à intervalles variables. Le sérum recueilli et réparti en petits flacons de 10 c.m.c. est prêt pour l'emploi.

L'activité antitoxique d'un sérum se chiffre en unités antitoxiques. L'unité antitoxique répond à la quantité de sérum antitoxique nécessaire pour neutraliser cent unités toxiques. Le sérum de l'Institut Pasteur chiffre au moins 2000 unités antitoxiques par flacon de 10 c.m.c.

Le sérum antidiphtérique guérit rapidement toutes les affections dont le bacille diphtérique est l'agent. La plus fréquente est l'angine diphtérique. En poussant dans la gorge le bacille diphtérique il provoque le plus souvent la production d'un exsudat fibrineux qui se concrète à la surface de la muqueuse pharyngée sous la forme d'une couenne qui tapisse les amygdales et parfois le voile du palais à la façon d'une membrane ; d'où le nom d'angine couenneuse ou pseudo-membraneuse.

Toutefois il ne faut pas considérer comme synonymes le terme d'angine diphtérique et celui d'angine couenneuse ou pseudo-membraneuse. Des angines causées par autre chose que la présence de bacille diphtérique peuvent prendre la forme couenneuse. D'autre part le bacille diphtérique végète parfois dans la gorge sans provoquer de fausses membranes, mais seulement de la rougeur du pharynx.

Quand le bacille diphtérique se localise plus profondément et pénètre dans le larynx, il provoque la formation de fausses membranes qui recouvrent les cordes vocales et étouffent la voix ; elles gênent d'autre part la respiration d'autant plus que le larynx est plus étroit, d'autant plus donc que le sujet est plus jeune ; elles causent par ce mécanisme la suffocation. Tel est le tableau du *croup*. Mais tous les croups ne sont pas causés par le bacille diphtérique.

Le bacille diphtérique peut encore végéter à la surface de la muqueuse buccale (*stomatite diphtérique*), dans les fosses nasales (*rhinite diphtérique*), à la surface de la conjonctive oculaire (*conjonctivite diphtérique*), à la surface des plaies (*diphtérie des plaies*) en y formant ou non des fausses membranes ; d'autres affections peuvent simuler ces diverses localisations de la diphtérie.

Avant la connaissance du bacille diphtérique, on n'avait aucun criterium pour distinguer à coup sûr les affections diphtériques de celles qui les simulent. Toutefois le génie de Bretonneau et de Trousseau leur avait révélé par la simple observation clinique la spécificité de la diphtérie, et au point de vue de la classification des maladies, ou, comme on dit, au point de vue *nosologique*, ces médecins tourangeaux avaient déjà établi le cadre de la diphtérie tel qu'il a été vérifié depuis. Les phénomènes généraux toxiques, et en particulier la paralysie diphtérique, leur avaient dès lors montré qu'il y a dans la diphtérie une intoxication particulière, spéciale, spécifique, ce qui a été confirmé par la découverte de la toxine diphtérique. C'est Bretonneau qui, pour désigner cette maladie spécifique a créé le nom de diphtérite que Trousseau a changé en diphérie, terme aujourd'hui universellement adopté.

Actuellement les progrès de la technique bactériologique permettent de rechercher dans chaque cas si le bacille diphtérique est ou non présent et si, par conséquent, il s'agit bien de diphtérie. On peut porter sous le microscope un peu d'exsudat recueilli sur la partie malade après l'avoir coloré par une solution de bleu de méthylène. Sur de telles préparations les bacilles diphtériques apparaissent comme des bâtonnets en forme de biscuit colorés en bleu. Ils sont groupés parallèlement ou angulairement de façon à former des V, des X, des groupements en palissade. Mais ce procédé extemporané est sujet à de nombreuses causes d'erreur. Le plus souvent, de nombreux microbes coexistent avec le bacille diphtérique, et quand celui-ci est en petit nombre il peut échapper au milieu des autres. D'autre part certains microbes en bâtonnet, différents du bacille diphtérique, mais n'ayant aucunement ses caractères biologiques et sa toxicité, peuvent être confondus avec lui. Aussi l'examen microscopique direct ne donne que des renseignements manquant de sécurité ; il faut toujours le compléter par la culture.

La culture doit être faite sur des tubes à essai, semblables à ceux qui servent à l'analyse des urines, et contenant en plan incliné du sérum de bœuf coagulé par la chaleur. Sur ce milieu, la plupart des microbes qui infestent la gorge ne poussent que lentement tandis que le bacille diphtérique est à peu près le seul microbe en bâtonnet susceptible d'y pousser en moins de 24 heures à 37° ; voici donc comment il convient de procéder.

Avec une palette de platine qu'on porte au rouge dans une flamme à alcool et qu'on laisse préalablement refroidir, on prélève une parcelle de l'exsudat ; on passe la palette ainsi chargée à la surface du sérum coagulé ; on porte le tube à l'étuve à 37° où on le laisse 18 à 24 heures ; au bout de ce temps, si quelques colonies ont poussé à la surface sous forme de points blancs, on prélève une parcelle de chacune des colonies pour l'examiner au microscope ; si l'une d'elles est formée de bâtonnets en biscuit se colorant par le bleu de méthylène et par la méthode de Gram on peut conclure qu'il s'agit de diphtérie.

Toutes les fois que la culture a montré la présence du bacille diphtérique, le traitement par le sérum s'impose. Il ne s'impose pas moins, sans attendre le résultat des examens bactériologiques, quand le simple examen clinique, permet de penser qu'il y a probabilité qu'il s'agisse de diphtérie. En effet, il n'y a que des inconvénients bien minimes à faire une injection inutile, et il y a grand avantage à soustraire éventuellement, le plus tôt possible, l'organisme à l'action des toxines diphtériques ; vingt-quatre heures gagnées permettent parfois d'éviter certaines conséquences fâcheuses de l'intoxication diphtérique, telles que la paralysie ou la néphrite ; dans les cas d'angine infectieuse grave, avec jetage des fosses nasales, avec enduit purulent de la gorge, avec abattement et début d'état toxique, ne pas faire immédiatement l'injection de sérum serait une faute grave ; il en est de même dans les suffocations croupales survenant au cours de la rougeole ou de la coqueluche, même quand la gorge est exempte de points blancs, car la diphtérie survenant au cours de ces maladies se localise d'emblée sur les voies respiratoires déjà malades, et devient vite très grave. On risquerait d'arriver trop tard si on attendait.

Au contraire, dans les simples petites angines à points blancs bien séparés les uns des autres, circulaires, à enduit plus crémeux que pseudo-membraneux, se détachant facilement avec l'abaisse-langue et se délitant dans l'eau, accompagnées de fièvre élevée, d'excitation plus que d'abattement, et avec engorgement ganglionnaire nul ou modéré, avec douleur de gorge et sensibilité des ganglions à la pression, on peut dans la plupart de cas attendre ; il est très vraisemblable qu'il ne s'agit pas de diphtérie. De même, les angines qui accompagnent le début de la scarlatine, même quand elles consistent en un enduit grisâtre tapissant la gorge, engainant même la luette, et quand elles s'accompagnent d'engorgement ganglionnaire, sont le plus souvent sous la dépendance de la scarlatine elle-même ; on trouve dans les cultures du streptocoque et non du bacille diphtérique ; elles sont alors plus ulcéreuses que pseudo-membraneuses. En cas contraire, il faut craindre la diphtérie et malgré la coexistence de la scarlatine, pratiquer d'emblée l'injection de sérum.

Quand on a une grande habitude d'examiner des gorges d'enfants, on peut dans la très grande majorité des cas prévoir par le simple examen de la gorge si la diphtérie est ou non en cause. Dans le premier cas on fera immédiatement l'injection de sérum ; dans le second cas, il sera en général prudent de pratiquer néanmoins une culture de gorge ; il est en effet arrivé que des angines à points blancs bien séparés, à exsudat nettement crémeux contiennent cependant le bacille diphtérique et transforment ultérieurement leur allure. Ce n'est que dans les cas d'angine herpétique ou pultacée vraiment typique, qu'on pourra sans risque s'abstenir de la culture.

Qu'elle soit faite d'emblée, ou après l'indication formelle donnée par la culture, l'injection de sérum se pratique de la même façon. Dans les cas d'intensité moyenne, il faut injecter d'emblée 20 c.m.c., soit le contenu de deux flacons. Dans les cas paraissant menaçants, on peut injecter d'emblée 40 c.m.c., et au besoin renouveler encore 20 c.m.c. à la fin du même jour.

On charge de sérum une seringue de 20 c.m.c., et on pratique l'injection dans le tissu cellulaire sous-cutané de la région latérale de l'abdomen. Le sérum soulève la peau ; en une dizaine de minutes, il est résorbé.

Le lendemain, on a le résultat de la culture. On s'abstient naturellement si le résultat a été négatif. En cas contraire, on renouvelle une injection de 20 c.m.c. et 40 dans les cas graves ou persistants.

L'action du sérum antidiphtérique sur les exsudats pseudo-membraneux de l'angine diphtérique est frappante. Dès le premier jour, dans les formes moyennes, la fausse membrane se ratatine, se limite, a tendance à se décoller. En deux ou trois jours au plus la gorge se débarrasse d'exsudats. Dans les angines où le microbe diphtérique s'associe à un autre microbe pathogène, le streptocoque, l'action peut être plus tardive à se produire. Dans ce cas, il faut continuer une injection de 20 c.m.c. de sérum jusqu'à guérison.

La sérothérapie a permis en outre un important progrès dans les cas de croup au stade de tirage intense menaçant d'aboutir à l'asphyxie. Avant le sérum, pour parer au danger de mort par asphyxie, il fallait faire l'opération de la trachéotomie, c'est-à-dire inciser la trachée sur la ligne médiane au-dessous du larynx et y introduire une canule faisant communiquer la trachée avec l'extérieur. Ainsi l'obstruction du larynx par les fausses membranes n'avait plus pour conséquence l'asphyxie.

Bouchut, dès 1858, avait bien essayé de substituer à la trachéotomie le tubage du larynx, c'est-à-dire l'introduction dans le larynx d'un tube creux rétablissant le cours de l'air. Mais, avant le sérum, le tube devait être laissé en place très longtemps, 5, 8, 12 jours et son contact prolongé ulcérait le larynx. Depuis le sérum le tube peut généralement être retiré sans crainte au bout de 48 heures. Dans ces conditions il y a tout avantage à substituer le tubage à la trachéotomie.

Le sérum peut en outre être employé à titre préventif. Quand un cas de diphtérie éclate dans une famille comprenant plusieurs enfants en bas-âge, il convient non seulement d'inoculer l'enfant malade, mais aussi d'injecter 5 c.m.c. de sérum à chacun des jeunes enfants vivant près de lui et gravement exposés à la contagion. Ils deviennent réfractaires au mal. Quand il s'agit d'adultes ou d'enfants assez grands pour être plus résistants et pour que l'examen de leur gorge soit facile, on peut surseoir à l'injection préventive à condition d'avoir possibilité d'examiner quotidiennement toutes les gorges et d'être prêt à injecter dès qu'une gorge devient suspecte. Il faut agir de même dans les pensionnats, les casernes, en ayant soin d'isoler rigoureusement les malades et les suspects. Dans les cas où la surveillance ne peut être rigoureuse et quotidienne, l'injection préventive s'impose.

Il faut toutefois savoir que l'immunisation obtenue par ce procédé n'est que temporaire. Le pouvoir immunisant disparaît rapidement à mesure que le sérum est éliminé. Or l'élimination d'un sérum *hétérologue* (c'est-à-dire provenant d'une espèce animale différente) est complète après deux ou trois semaines. Si on pouvait immuniser par injection de sérum humain rendu antitoxique, l'immunisation serait beaucoup plus durable, car le pouvoir antitoxique est attaché dans ce cas à une albumine *homologue* (c'est-à-dire provenant d'un animal de même espèce) que l'organisme n'élimine pas ou n'élimine que lentement. Mais cette immunisation par le sérum de convalescents n'est pas pratique.

Dans la très grande majorité des cas, l'injection préventive par le sérum antidiphtérique courant suffit en pratique. On peut même la renouveler sans inconvénient si le danger subsiste quand le pouvoir immunisant risque d'être trop affaibli. Dans les cas exceptionnels où les circonstances font désirer l'obtention d'une immunité durable, on peut l'obtenir en immunisant le sujet par injection de toxine comme on immunise les chevaux destinés à fournir le sérum. On provoque ainsi dans le sang du sujet l'apparition d'un pouvoir anti toxique attaché aux albumines mêmes du sujet (albumines *autologues*) et par suite très persistant. Il persiste des années chez les jeunes enfants et davantage encore chez l'adulte.

Toutefois l'injection de toxine même atténuée par l'iode n'étant pas absolument innocente, il est bon d'employer pour l'immunisation un mélange de toxine et de sérum antitoxique, mélange sous-neutralisé, c'est-à-dire renfermant un peu moins de sérum antitoxique qu'il n'est nécessaire pour neutraliser complètement la toxine ; on fait tous les deux jours une injection intradermique de 0 c.m.c. 1 en commençant par une dilution au ving-tième du mélange dans l'eau isotonique pour arriver au mélange pur plus ou moins vite selon l'intensité des réactions locales et générales dont l'apparition est l'indice que l'immunité est obtenue. La vérification peut être faite par l'intradiphté-rinoréaction ou intradermoréaction à la toxine diphtérique (méthode de Schik), analogue à l'intradermoréaction de Mantoux à la tuberculose (voir plus loin le chapitre TUBERCULOSE), un résultat positif indiquant que l'immunisation existe. Certains sujets, dont la proportion augmente avec l'âge, sont du reste en état d'immunité spontanée. Grâce à la réaction de Schik, on peut en être averti et leur éviter le traitement préventif.

CHAPITRE IV

LES AUTRES SÉRUMS ANTITOXIQUES

(Sérums antitétanique, antibotulinique, antivenimeux.)

Différence entre la vaccinothérapie et la sérothérapie.

Sérothérapie antitétanique : contrairement à la diphtérie, le tétanos ne se déclare que quand les centres nerveux sont déjà gravement altérés par la toxine; la sérothérapie tétanique curative est trop tardive pour être efficace; il faut agir par la sérothérapie préventive et pratiquer celle-ci toutes les fois qu'une plaie est susceptible d'être tétanigère. La sérothérapie préventive antitétanique pendant la guerre.

Sérothérapie antibotulinique : le botulisme, type d'intoxication d'origine microbienne sans infection est rapidement guéri par l'emploi du sérum antitoxique correspondant.

Sérothérapie antivenimeuse : ravages des serpents venimeux; sérum de Calmette préparé avec le venin de Cobra; différences d'efficacité selon les espèces de serpents; nécessité de préparer des sérums spécifiques et des sérums polyvalents.

Mode d'action des sérums antitoxiques. Etude du mélange « toxine $+$ sérum antitoxique ». Nature colloïdale de la toxine.

Le sérum antidiphtérique a servi de modèle pour la confection de nombreux autres sérums. Avant d'aborder l'étude de ces divers sérums, spécifions bien en quoi la sérothérapie, traitement par les sérums, diffère de la vaccinothérapie, traitement par les vaccins.

Dans la vaccinothérapie, on injecte au patient le microbe lui-même de la maladie, plus ou moins modifié dans sa virulence et dans sa vitalité de manière à empêcher sa nocivité dans la mesure du possible ; ainsi dans la vaccination anticharbonneuse, on emploie des cultures de bacille charbonneux atténuées par la chaleur ; dans la vaccination antirabique on emploie des moelles virulentes atténuées par la dessication. Plus récemment, on a employé comme vaccin des microbes morts ; ainsi la vaccination antityphoïdique s'obtient, nous le verrons plus loin, par l'injection de cultures de bacilles typhoïdiques stérilisées soit par la chaleur (Chantemesse et Widal), soit par l'action de l'éther (Vincent).

Dans la sérothérapie, on n'injecte plus le microbe lui-même, mais uniquement le sérum du sang d'animaux immunisés contre ce microbe ou contre les toxines de ce microbe. On n'injecte donc plus aucun élément morbigène ; la méthode est en principe dépourvue de toute nocivité ; on comprend que, dans les applications à la médecine humaine, toutes les fois que la sérothérapie s'est montrée efficace, on l'ait préférée à la vaccinothérapie.

En fait la découverte du sérum antidiphtérique conduisit à essayer les mêmes méthodes dans les autres maladies microbiennes. Dans quelques-unes les résultats furent aussi brillants que contre la diphtérie ; dans beaucoup, les espoirs ne se confirmèrent qu'incomplètement ou même nullement.

Parlons d'abord de celles de ces tentatives qui ont réussi.

Sérum antitétanique.

Nous avons vu que les premières tentatives de sérothérapie de Behring et Kitasato avaient porté sur le tétanos en même temps que sur la diphtérie.

Le microbe du tétanos est à certains points de vue très différent du bacille diphtérique. En particulier, tandis que le bacille diphtérique est *aérobie*, c'est-à-dire a besoin pour végéter d'air et d'oxygène, et pousse par suite en surface, soit dans les cultures, soit sur les muqueuses et les plaies, le bacille tétanique est au contraire *anaérobie*, c'est-à-dire vit à l'abri de l'air et seulement dans la profondeur des plaies anfractueuses, abrité par un rempart de microbes associés, consommateurs d'oxygène. Il existe en permanence dans la terre de certaines contrées ; c'est pourquoi le tétanos se voit surtout dans les plaies anfractueuses souillées de terre et est aussi fréquent en certaines régions que rare en certaines autres, comme on ne l'a vu que trop souvent au cours de la dernière guerre.

En outre, tandis que le bacille diphtérique est détruit par une température de 60°, le bacille tétanique est *sporulé*, c'est-à-dire porte en lui des *spores*, corpuscules très résistants à la chaleur, supportant même plusieurs minutes d'ébullition, et susceptibles, en milieu approprié, de reproduire un bacille comme une graine reproduit la plante dont elle est née.

Malgré ces importantes différences entre les deux bacilles, la diphtérie et le tétanos sont au point de vue sérothérapie deux maladies très voisines et justiciables des mêmes méthodes.

C'est que le bacille diphtérique et le bacille tétanique ont ceci de commun qu'ils végètent uniquement en un point de l'organisme sans pénétrer dans le milieu intérieur. Ils sont nuisibles par leurs sécrétions, par leurs *exotoxines* (1), et la méthode des sérums antitoxiques est par suite applicable au tétanos comme à la diphtérie.

Aussi quand le succès eut couronné les efforts de Roux et Louis Martin et que ces auteurs eurent préparé pratiquement le sérum vainqueur de la diphtérie, des recherches analogues conduisirent Roux et Vaillard à l'obtention d'un sérum antitoxique pour le tétanos, tout à fait analogue au précédent. Si le résultat curatif pour le tétanos ne fut pas le même que pour la diphtérie, cela ne tient pas à une infériorité du sérum antitétanique, mais à la différence symptomatologique entre le tétanos et la diphtérie.

La diphtérie se manifeste dès la première pullulation locale du microbe par la formation d'épais

(1) Par opposition aux *endotoxines*, toxines adhérentes aux corps microbiens, et qui ne se déversent dans les liquides de culture ou dans l'organisme qu'après dissolution du corps microbien lui-même. Nous reparlerons ultérieurement des endotoxines.

dépôts blanchâtres de fibrine concretée qui attirent l'attention. Quand c'est dans la gorge que se fait cette première pullulation (et c'est de beaucoup le cas le plus fréquent) le malade a des symptômes d'angine, c'est-à-dire de la douleur en avalant, de la sensibilité à la pression sous l'angle des mâchoires avec engorgement des ganglions angulo-maxillaires, de la fièvre et du malaise. Dès lors l'attention est éveillée ; si l'on examine la gorge, on voit qu'elle est le siège d'un exsudat blanchâtre ; on se méfie qu'il s'agisse de diphtérie et on pratique l'injection de sérum en temps opportun avant que les toxines sécrétées par les microbes diphtériques et résorbées par l'organisme aient pu altérer les cellules des organes sensibles, en particulier des centres nerveux.

Dans le tétanos, le microbe inoculé dans les tissus par le corps vulnérant qui a causé la plaie, se multiplie dans la profondeur de celle-ci sans manifester tout d'abord sa présence. Ce n'est que longtemps après le début réel de la maladie qu'elle se déclare par des contractures des mâchoires témoignant d'une altération des cellules nerveuses motrices correspondantes.

C'est que la toxine tétanique est avidement fixée par les centres nerveux. Si on broie de la matière cérébrale dans de la toxine tétanique, la toxine se fixe sur le cerveau et le liquide restant devient inactif. De même sur le vivant, la toxine circulant dans le milieu intérieur (soit dans les vaisseaux, soit le long des gaines lymphatiques et des conducteurs nerveux) est fixée par les cellules nerveuses dès qu'elle les atteint, et l'injection ultérieure de sérum antitoxique ne peut plus neutraliser que ce qui n'a pas encore gagné les centres nerveux. Pour devancer la toxine, on a essayé de porter le sérum jusqu'au contact des centres nerveux. On l'a injecté dans le liquide céphalorachidien, mais sans succès ce qu'on comprend aujourd'hui depuis qu'on sait que la circulation de ce liquide se fait des ventricules au rachis et aux trous vertébraux, en sens inverse du chemin qu'on désirerait faire faire au sérum ; et il suit les voies lymphatiques, tandis que la toxine suit en sens inverse les filets nerveux ; aussi était-il plus rationnel d'injecter le sérum dans le tronc du sciatique (Sicard) ou dans le canal sacré (Apert), mais c'était surtout efficace dans le tétanos des membres inférieurs ; on l'a injecté enfin dans le cerveau même, soit chez le nouveau-né par la fontanelle (Apert), soit chez l'adulte après trépanoponction du crâne (Roux). Le succès est resté aléatoire.

Certes, en présence d'un tétanos débutant, ou même confirmé, il ne faut pas manquer d'injecter des doses considérables de sérum antitétanique ; 60 à 100 centimètres cubes par voie sous-cutanée ou intraveineuse pendant des semaines ; il ne faut pas manquer d'y joindre des agents médicamenteux qui apaisent les contractures, en particulier le chloral à hautes doses et le sulfate de magnésie intrarachidien, et surtout de maintenir le malade dans le silence absolu et l'obscurité pour lui éviter toute sensation pouvant être l'occasion d'un retour de contractures ; on arrive ainsi à sauver nombre de tétaniques. Mais c'est aléatoire, et il n'y a là rien qui approche, fût-ce de loin, de la merveilleuse action du sérum contre la diphtérie.

En somme l'action curative du sérum antitétanique ne donne pas satisfaction en pratique, non pas que ce sérum soit inférieur au sérum antidiphtérique, mais parce que le tétanos ne se révèle qu'à un stade avancé, correspondant pour la diphtérie à celui de la paralysie diphtérique, alors qu'il existe déjà des lésions que le sérum ne peut faire rétrocéder.

La lutte contre le tétanos a dû être reportée sur un terrain plus favorable. C'est à titre préventif que le sérum antitétanique retrouve toute sa valeur. Pendant la dernière guerre, le tétanos a très durement frappé nos blessés pendant les premiers mois, spécialement dans certaines régions maudites de Champagne. Quand l'Institut Pasteur a pu produire le sérum en assez grande quantité pour qu'il soit distribué à tous les postes de secours, quand une injection de 10 centimètres cubes de sérum antitétanique a été faite systématiquement à tous les blessés, le tétanos ne s'est plus manifesté que par de rares cas isolés, tardifs et souvent atténués.

Même dans la pratique civile, il est prudent, en présence d'une blessure anfractueuse, souillée de terre ou de fumier, et qui n'a pas pu être nettoyée et désinfectée dans tous ses recoins, d'avoir recours à l'injection préventive de 10 centimètres cubes de sérum antitétanique.

Dans les régions où la terre est reconnue tétanifère, cette façon d'agir est indispensable sous peine de désastre.

Dans la guerre récente, malgré les injections préventives de sérum antitétanique, un certain nombre de cas de tétanos se sont déclarés tardivement ; le plus souvent il s'agissait de blessés hâtivement pansés dans les services de l'avant et demeurés porteurs de projectiles et surtout de débris de vêtements plus ou moins souillés de terre. Si ultérieurement on procédait à l'ablation des projectiles ou des débris ou d'esquilles osseuses sans faire une nouvelle injection antitétanique il arrivait que le tétanos éclatait à l'occasion de cette mise en liberté d'éléments étrangers enkystés. De là la pratique des réinjections préopératoires.

Si, malgré toutes les précautions, des cas de tétanos viennent à se présenter il importe d'employer de hautes doses répétées de sérum, en multipliant les voies d'injection. La statistique récemment publiée du Ministère de la guerre anglais porte sur 1.226 cas de tétanos avec 258 décès, soit 21 p. 100, proportion inférieure des deux tiers à ce qu'on observait avant la sérothérapie.

Dans les cas de plaie anfractueuse persistante, comme quand des lésions osseuses infectées entretiennent la suppuration, dans les cas de fistule intarissable, dans les cas de gelures ou de radiodermites qui n'en finissent pas de guérir, on peut redouter, surtout dans les agglomérations de blessés, le tétanos tardif ; on serait alors amené à répéter indéfiniment des injections de sérum. Vaillard et L. Bazy ont cherché à prolonger la durée de l'immunité due à l'injection de sérum en traitant les malades comme Roux et Vaillard faisaient des animaux destinés à fournir le sérum antitoxique ; ils ont injecté à cinq jours d'intervalle une première fois deux tiers de centimètre cube de toxine tétanique additionnée au moment de l'injection d'un tiers de centimètre cube de solution iodo-iodurée à 1 pour 200, une seconde fois quantité double du même mélange, une troisième fois 5 centimètres cubes de toxine additionnée de 2 centimètres cubes de solution iodo-iodurée. Les blessés ont supporté ces injections sans aucune réaction locale, ni aucune altération de l'état général ; leur sérum s'est montré doué de propriétés antitoxiques à la dose de 10 unités antitoxiques par centimètre cube de sérum ; cette constatation permettait de croire que l'immunisation était bien réalisée.

Sérum antibotulinique.

Bien que ce sérum n'ait qu'un intérêt pratique assez restreint, puisque les occasions de l'employer sont exceptionnelles, je ne veux pas manquer d'en parler, parce qu'au point de vue théorique il représente le type le plus complet des sérums antitoxiques.

Dans la diphtérie, dans le tétanos, le bacille n'agit que par ses toxines, mais cependant il vit dans l'organisme. Il s'agit donc d'une infection locale, origine d'une intoxication généralisée. Dans le botulisme, ce rôle si restreint de l'infection est encore moindre puisque le bacille botulinique ne peut végéter dans l'organisme.

Sous le nom de botulisme, on désigne une maladie causée par l'absorption de viande, le plus souvent charcuterie, altérée du fait de la pullulation en son intérieur d'un microbe spécial, le *bacillus botulinus*. Ce microbe est par lui-même incapable d'infecter l'organisme humain ou animal. Injecté dans le tissu cellulaire sous-cutané, dans les veines, dans les séreuses, étalé sur les muqueuses, il est immédiatement la proie des phagocytes qui le détruisent. Il végète dans les viandes mortes (jambon, saucisson) et y fabrique dans les parties profondes (car il est anaérobie) une toxine redoutable. Cette toxine est détruite par une chaleur de 60° ; aussi seules les charcuteries consommées sans cuisson peuvent donner le botulisme (les accidents dus aux viandes cuites altérées et aux conserves mal stérilisées par la chaleur sont d'un autre mécanisme, et sont le plus souvent causés par des infections à point de départ gastro-intestinal ayant pour agents des microbes tels que le Proteus, ou le Paratyphique B, ou divers Salmonellœ).

Mais, si le bacille botulinique est incapable d'infecter l'organisme, en revanche l'absorption de sa toxine en même temps que les viandes dans lesquelles il a végété cause des accidents redoutables.

L'action de ce poison est tardive ; elle ne commence à se manifester que 12, 24 heures, parfois plusieurs jours après l'absorptiou de la viande altérée ; aux nausées, à la pesanteur épigastrique du début, s'ajoutent du spasme du pharynx, des crampes, des vertiges, de la dilatation pupillaire avec troubles de l'accommodation et souvent des paralysies oculaires avec strabisme et ptosis (chute de la paupière supérieure) rappelant celles de l'encéphalite léthargique. Il n'y a aucune élévation de température. Dans les cas mortels le cœur s'affaiblit ainsi que la respiration, et la terminaison se fait par paralysie bulbaire.

Par injection à l'animal de doses progressives de toxine botulinique on a préparé un sérum antibotulinique. Il n'a d'efficacité suffisante que lorsqu'il est appliqué avant l'apparition des phénomènes bulbaires, phénomène comparable à ce qui se passe dans la diphtérie et dans le tétanos en ce qui concerne les paralysies diphtériques ou les contractures tétaniques. Au contraire quand le sérum antibotulinique est appliqué à temps, il amène la guérison rapide et la convalescence prompte succédant à un état d'intoxication grave susceptible d'entraîner une terminaison mortelle ou tout au moins un état prolongé de dépérissement et d'altération profonde de la santé générale.

Sérum antivenimeux.

Dès 1894, A. Calmette, d'une part, Phisalix et Bertrand d'autre part, appliquèrent aux venins des serpents la méthode employée par Roux et Martin avec la toxine diphtérique, et montrèrent la possibilité d'obtenir, chez les animaux immunisés contre ces venins, un sérum anti-venimeux.

Déjà en 1887, Sewall, avec le venin de crotale, et Kaufmann (d'Alfort) avec le venin de vipère de France avaient démontré qu'en injectant aux animaux d'expérience des doses d'abord très minimes de venin, puis des doses progressivement croissantes, on arrive à les immuniser contre l'injection de doses dépassant de beaucoup la dose mortelle. Calmette, en 1892, vérifia à Saïgon le même fait avec le venin du redoutable Cobra capello.

Quand on songe que des milliers d'hommes périssent chaque année dans les pays tropicaux, surtout aux Indes et au Brésil, à la suite des morsures de serpents, quand on pense que dans la seule petite île de la Martinique la vipère fer-de-lance fait chaque année trois cents victimes, quand on sait que même dans notre pays les morsures de la petite vipère de France entraînent la mort pour plus de 10 pour 100 des mordus, et que cette vipère continue à pulluler dans de nombreux cantons de France, Vendée, Jura, Dauphiné, Pyrénées, Auvergne et qu'elle subsiste encore aux portes même de Paris, dans la forêt de Fontainebleau, malgré la chasse acharnée qu'on lui fait, on comprend quel intérêt il y avait à préparer un sérum mettant à l'abri d'un fléau aussi redoutable.

A l'Institut Pasteur de Paris, Calmette entreprit d'immuniser en grand des chevaux contre le venin de Cobra capello. Il arriva à faire supporter à ces animaux sans réaction après un entraînement de seize à dix-huit mois jusqu'à deux grammes de venin desséché injecté sous la peau. Le sérum des chevaux ainsi préparés s'est montré doué d'un pouvoir curatif certain contre les morsures du Cobra lui-même, le redoutable serpent des Indes, dont la morsure entraîne à coup sûr la mort en quelques heures. Quand l'injection de sérum est faite peu de temps après la morsure, une dose de dix centimètres cubes, injectée sous la peau du ventre, suffit à prévenir les phénomènes morbides. Quand déjà le pouls a faibli, quand les extrémités se sont refroidies, quand la figure s'est altérée, quand la prostration et la faiblesse sont survenues, il est bon d'employer des doses plus fortes de 20, 40, 60 centimètres cubes, et d'y joindre des injections de caféine, d'éther, et d'eau salée isotonique (sérum artificiel). Quand le pouls est affaibli et ralenti, quand la respiration est devenue imperceptible ou même s'est suspendue, quand toute connaissance a disparu, il est encore indispensable de pratiquer la sérothérapie, en injectant le sérum dans une veine, puis de pratiquer la respiration artificielle. Même à cette période, on sauve encore quelques sujets.

A l'épreuve, le sérum préparé par Calmette en partant du venin de Cobra capello s'est montré actif également contre les morsures des vipères de France; quant à celles des grandes vipères beaucoup plus redoutables des Antilles et de la Martinique, et des autres grands serpents tropicaux appartenant au groupe des *Viperidœ*, le vaccin a encore contre leur venin une action manifeste. Toutefois Calmette lui-même, et plus récemment Arthus ont montré qu'il fallait faire une distinction qui s'explique très bien par la différence de constitution des venins des deux groupes de serpents.

D'après Calmette, il convient en effet de ranger en deux groupes les venins des serpents venineux. Ces deux groupes répondent aux deux grandes divisions zoologiques des *Viperidœ* et des *Colubridœ* auxquelles les Vipères et les Couleuvres ont donné respectivement leurs noms.

Les Couleuvres de nos pays sont dépourvues de

vénin. Mais le groupe des Colubridœ comprend des serpents des pays chauds, les Najas, dont fait partie le Cobra capello (*Naja tripudians* de son nom zoologique), et qui sont les serpents dont le venin est le plus redoutable. Il comprend aussi les Bungares de l'Inde et les Elaps ou serpents-corails de l'Amérique latine, tous deux venimeux.

Les Viperidœ, outre les Vipères d'Europe et de l'Afrique du Nord, comprennent de grands reptiles très venimeux des pays chauds : les Echis, les Cerastes de l'Afrique tropicale, les Lachesis de la Martinique (vulgairement vipères fer-de-lance de la Martinique), et les Crotales ou serpents à sonnettes particuliers au continent américain.

La morsure des Colubridœ ne provoque qu'une minime réaction locale ; les phénomènes généraux sont au contraire intenses et précoces : syncope, défaillance, assoupissement, anxiété respiratoire, affaiblissement du pouls, coma, mort en 7 ou 8 heures au plus, surtout quand il s'agit du Cobra. Quand la piqûre n'est pas mortelle, la convalescence est rapide, le mordu revient en peu de jours à la santé parfaite.

La morsure des Viperidœ provoque au contraire une réaction locale immédiate très vive, le point de la morsure gonflé, devient rouge, puis violacé, et très douloureux ; l'œdème hémorragique gagne une partie du membre siège de la morsure ; les phénomènes généraux apparaissent ultérieurement : soif vive, congestion de la face et des muqueuses, hémorragies sous-muqueuses et interstitielles, délire, somnolence, stupeur, stertor, mort en asphyxie. Si le mordu survit, l'œdème local ne diminue que lentement; une zone plus ou moins étendue autour de la morsure se sphacèle et s'élimine; la convalescence est lente; il persiste souvent de l'hématurie ou de l'albuminurie, des signes d'infarctus pulmonaire, un affaiblissement qui peut persister des mois, voire des années.

Calmette explique la différence d'action des deux espèces de venins de serpents par l'existence en proportions différentes dans ces venins de deux toxalbumines distinctes : la *neurotoxine* qui exerce son action sur les éléments du système nerveux, et l'*hémorragine* dont les effets restent presque exclusivement locaux lorsque le venin est introduit par voie sous-cutanée dans le tissu cellulaire, mais qui produit la coagulation du sang quand le venin est injecté directement dans la circulation sanguine.

Le venin des Colubridæ est caractérisé par la prédominance constante de la neurotoxine. C'est à celle-ci que le venin de Cobra doit sa toxicité extrême. Il ne contient pas ou presque pas d'hémorragine; c'est pourquoi les symptômes locaux sont à peu près nuls. Cette neurotoxine présente une très grande résistance à la chaleur et subsiste après chauffage à 85°.

Le venin des grandes Viperidæ tropicales, est

caractérisé par l'absence presque complète de neurotoxine, tandis que sa richesse en hémorragine est considérable. Aussi un chauffage à 75° le rend presque complètement inactif. Par contre le venin des Vipères de France, bien que riche surtout en hémorragine, contient une proportion non négligeable de neurotoxine, ce qui explique qu'il reste toxique après chauffage.

Le sérum antivenimeux recueilli sur des chevaux immunisés contre le venin de Cobra est presque exclusivement antineurotoxique. S'il est totalement et merveilleusement efficace contre le venin de Cobra, il ne possède aucune action empêchante sur les effets locaux de l'hémorragine ; s'il s'est néanmoins montré très suffisamment actif quand on l'a employé contre les Vipères de France, il répond imparfaitement à la lutte contre les grandes Viperidœ bien qu'il ait été employé avec succès à la Martinique contre la Vipère fer-de-lance ; toutefois il est très facile d'entraîner les chevaux déjà immunisés contre le venin de Cobra à supporter de fortes doses de venins de Viperidœ, on obtient ainsi des *sérums polyvalents* dont l'emploi est indiqué surtout dans les pays tropicaux où pullulent côte à côte les deux grandes espèces de serpents venimeux.

Au Brésil, ce sont surtout les Crotales et les Lachesis qui font les plus grands ravages ; en conséquence le sérum antivenimeux préparé à l'Institut antivenimeux de São Paulo est produit par des chevaux immunisés avec le venin de Lachesis.

A la Martinique, la vipère fer-de-lance tuait avant la sérothérapie trois cents personnes par an. La Guadeloupe est heureusement indemne de ces hôtes dangereux. A la Martinique comme au Brésil, il vaut mieux employer le sérum anti-Lachesis, mais à défaut de ce sérum, ou d'un sérum polyvalent, l'emploi du sérum anti-Cobra ne devra pas être négligé; quoique imparfaitement approprié il s'est montré non dénué d'efficacité.

M. Arthus, dans ses récentes expériences sur les venins s'est rendu compte que la différence entre les venins des diverses espèces de serpents ne tient pas uniquement à une proportion différente entre deux toxalbumines déterminées. Il a vu que les toxalbumines de chaque espèce sont différentes de celles de l'espèce voisine et que les sérums antivenimeux présentent toujours un certain degré de spécificité. Il y a donc intérêt, selon les pays, à préparer des sérums spéciaux avec les venins des reptiles propres à ces pays, et quand on veut préparer des sérums polyvalents, il y a intérêt à associer les venins des diverses espèces infestant la contrée.

Mode d'action des sérums antitoxiques.

Outre certaines toxines microbiennes, outre le venin de serpents et autres animaux, un certain nombre d'autres substances d'origine animale se comportent de même. Injectées sous la peau à doses d'abord inférieures à la dose mortelle, elles provoquent un état de tolérance vis-à-vis de doses de plus en plus fortes; l'immunité ainsi acquise est la conséquence de la production dans le sérum sanguin d'une antitoxine.

Plusieurs substances d'orige végétale rentrent dans le même groupe; les plus étudiées sont la *ricine*, toxique extrait de la graine de ricin, l'*abrine*, toxique extrait du Jéquirity et la *robine*, extraite de Robinias.

Au contraire, de nombreuses séries de substances toxiques d'origine animale ou végétale, et la totalité des substances jusqu'ici essayées d'origine minérale ou d'origine artificielle sont dépourvues du même pouvoir. Les poisons métalliques, les alcaloïdes et en général tous les composés cristallisables et chimiquement définis peuvent bien dans certains cas créer dans l'organisme une accoutumance qui permet à celui-ci d'en tolérer des doses notablement plus élevées que la dose mortelle. Mais cette *mithridatisation* est toute différente de l'immunité que nous étudions actuellement et n'est pas en relation avec un état antitoxique du sérum.

L'état antitoxique du sérum n'est donc susceptible d'être provoqué que par des substances spéciales. Elles n'ont jamais pu être définies chimiquement ni obtenues cristallisées; comme les ferments diastasiques, avec lesquelles, dès les premières études, Roux les a comparées, elles accompagnent toujours des substances colloïdales albuminoïdes desquelles elles ne peuvent être séparées ; elles s'atténuent, puis se détruisent à des températures de 80° voisines de celles où les ferments diastasiques présentent les mêmes altérations ; quand on soumet les albumines à une précipitation fractionnée, qui précipite séparément la globuline et la sérine, c'est à la première qu'elles adhèrent. Guinochet a pu cultiver le bacille diphtérique dans une urine non albumineuse et obtenir la formation de toxine sans qu'aucune trace d'albumine se soit en même temps formée. Il semble donc que la toxine diphtérique n'est pas de nature albuminoïde.

L'antitoxine présente les mêmes caractéristiques ; à 68°-70° les sérums antidiphtérique, antitétanique, antivenimeux perdent leur pouvoir antitoxique.

Comment l'antitoxine neutralise-t-elle la toxine ? Behring avait pensé qu'il s'agit d'une combinaison analogue aux combinaisons chimiques, dans laquelle les deux composants perdent leurs propriétés en entrant en combinaison. Ehrlich a construit sur cette même idée une théorie qui a connu un grand succès, mais qui a le tort de ne pas être adéquate aux faits: ce qui me dispense de l'exposer ici (théorie des ambocepteurs, des récepteurs et des compléments, complétée par celle des toxines et des toxoïdes). Roux a fait voir que dans le mélange « toxine + sérum antitoxique », la toxine est seulement empêchée d'agir, mais n'est pas détruite. Si par exemple on inocule ce mélange inoffensif pour un cobaye neuf, à un cobaye préalablement modifié par une inoculation microbienne (prodigiosus, ou colibacille, ou vibrion cholérique), l'animal succombe avec les symptômes et les lésions de l'intoxication diphtérique ou tétanique. De même Calmette a montré que, dans le mélange « venin + sérum antivenimeux » si on le chauffe à 70°, chacune des substances se comporte, comme si elle était seule. Le sérum antivenimeux perd son pouvoir, le venin est seulement atténué, en sorte qu'après chauffage le mélange a récupéré une certaine toxicité. Il semble donc qu'il n'y a pas combinaison véritable au sens chimique du mot, entre l'antitoxine et la toxine, et que la première neutralise l'autre par un autre procédé encore mal défini.

De même Danysz a montré que le ferment pancréatique détruit plus vite l'antitoxine ricinique que la ricine elle-même. Si on le fait agir sur le mélange *ricine + sérum antiricinique* le mélange récupère un certain temps sa toxicité. Les deux corps semblent donc juxtaposés et non combinés en un troisième.

Une autre preuve en est le phénomène de la surcharge. Voici en quoi il consiste : on dose exactement l'activité d'une toxine et d'une antitoxine : pour neutraliser une quantité donnée de toxine, il faut une quantité d'antitoxine correspondante, mesurable par un certain nombre d'unités antitoxiques, et constante pour un même sérum. Cela est vrai quand on ajoute en une seule fois la quantité suffisante d'antitoxine, mais si on ajoute cette même quantité, non plus d'un seul coup, mais par fractions successives, on s'aperçoit qu'à la fin de l'opération, une certaine proportion de toxine subsiste non neutralisée, et cette proportion diffère selon l'importance du fractionnement et l'intervalle de temps laissé entre les additions successives. Dans les cas extrêmes, près de moitié de la toxine peut demeurer active. On ne constate jamais rien de pareil dans les véritables combinaisons chimiques.

Mais on sait que la chimie, même organique, s'est très longtemps écartée de l'étude des corps qui ne sont pas bien définis et cristallisables. C'est depuis peu qu'a fait de grands progrès l'étude des corps dits colloïdes, qui semblent formés de particules beaucoup plus grosses que les molécules chimiques, particules appelées *micelles*, assez volumineuses pour ne pouvoir traverser les pores des membranes organiques. Ces colloïdes se comportent les uns vis-à-vis des autres tout autrement que les cristalloïdes entre eux. Quand il s'agit des colloïdes, on se trouve en présence, moins d'une combinaison satisfaisant une affinité chimique, que d'influences de voisinage amenant une cohésion, une adhérence réciproques, auxquelles on a donné le nom d'*adsorption*.

C'est également la nature colloïdale de la toxine qui permet d'expliquer la formation d'antitoxine. Cette formation n'est nullement en rapport avec la propriété toxique de la substance introduite dans l'organisme, mais bien avec le caractère colloïdal de cette substance. Les toxiques non colloïdaux ne provoquent jamais la formation d'une antitoxine. En revanche, l'introduction dans le milieu intérieur d'un complexe colloïdal a pour effet de provoquer l'apparition dans ce milieu intérieur d'une substance susceptible de réagir électivement et spécifiquement sur ce complexe. Le cas de la toxine provoquant la formation d'une antitoxine n'est qu'un cas particulier d'un phénomène beaucoup plus général, celui des *antigènes* provoquant la formation d'*anticorps* ; nous étudierons plus fructueusement ce phénomène après avoir étudié les sérums antimicrobiens.

CHAPITRE V

LES CONCEPTIONS NOUVELLES
SUR LES SÉRUMS ET LES VACCINS.

Les sérums préparés selon le mode primitif, en partant de l'exotoxine, ne se montrent réellement efficaces que contre les maladies toxiques. Exotoxines et endotoxines. Sérums antiendotoxiques. Leur insuffisance. Sérums antimicrobiens.

Pouvoir bactériolytique des sérums. Mécanisme de la bactériolyse : alexine et sensibilisatrice. Cytolyse en général. Antigènes et anticorps. Sérums « anti ». Anticorps et ferments solubles.

Spécificité rigoureuse des sérums antimicrobiens et nécessité de les porter au sein même du foyer de pullulation des microbes, ce qui restreint les possibilités d'emploi et force parfois à leur substituer les vaccins.

Vaccinothérapie; indice opsonique; stock-vaccins et auto-vaccins.

L'efficacité merveilleuse du sérum de Roux contre la diphtérie eut pour résultat naturel d'inciter tous les chercheurs à préparer des sérums analogues contre les autres maladies. On pouvait croire qu'en agissant de même avec les divers microbes connus on obtiendrait contre chacun d'eux un sérum efficace. On ne tarda pas à se rendre compte que la question n'était pas aussi simple. Seuls les sérums que nous avons énumérés dans les chapitres précédents purent être obtenus selon un mode de préparation semblable à celui du sérum antidiphtérique. Pour les autres mala-

pies, les premiers essais furent tout à fait infruc-
tueux; si, actuellement, un certain nombre de
sérums ont pu être préparés ayant une efficacité,
sérum antipesteux, antiméningococcique, antipneumococcique, antistreptococcique, c'est grâce
à une modification dans la technique préparative :
ces sérums ne sont plus des sérums antitoxi-
niques, mais des sérums antimicrobiens.

Expliquons-nous. La diphtérie, le tétanos, sont
des maladies causées par des microbes qui ne
pénètrent pas dans l'intimité de l'organisme. Ces
microbes végètent seulement à la surface des
muqueuses dans la diphtérie, dans la profondeur
de la plaie dans le tétanos; s'ils nuisent gravement
à l'organisme, c'est uniquement parce qu'ils
fabriquent des poisons, ou toxines, qui se répan-
dent dans la circulation. En possession d'un
sérum antitoxique qui neutralise la toxine, on
supprime le mal tout entier.

Il n'en est plus de même pour la plupart des
autres maladies; certaines sont franchement des
septicémies, c'est-à-dire que le microbe pullule
dans le sang et y a son principal habitat : tel le
charbon. Dans d'autres le microbe se trouve dans
le sang à une certaine période de la maladie,
mais pullule surtout dans l'intimité de certains
organes : ainsi le microbe de la fièvre typhoïde
dans les organes lymphoïdes de l'intestin et dans
la rate; le pneumocoque, agent de la pneumonie,
dans le poumon; le bacille pesteux dans les gan-

glions lymphatiques ; le streptocoque de la fièvre puerpérale et de l'érysipèle dans la paroi utérine, ou dans le derme cutané.

Dans d'autres infections, le microbe est encore plus localisé et son passage dans le sang est très fugace, ou nul. Tels le méningocoque de la méningite cérébro-spinale, cantonné dans la cavité céphalo-rachidienne, le gonocoque de la blennorragie dans les voies génito-urinaires. Ces derniers cas semblent plus comparables à celui de la diphtérie et pourtant l'expérience a montré qu'il n'y a aucune assimilation possible.

En essayant, en effet, d'agir avec ces divers microbes comme avec le bacille diphtérique, on a rapidement vu que les résultats étaient loin d'être approchants, et on en a bientôt trouvé l'explication. On ne trouve pas dans les milieux liquides dans lesquels on a fait pousser ces microbes une substance analogue à la toxine diphtérique. Non pas qu'en variant la nature du liquide et le mode de culture, les divers expérimentateurs ne soient assez souvent arrivés à obtenir, après filtration, un liquide toxique. Mais la maladie engendrée par l'inoculation de ce liquide ne rappelait plus la maladie primitive ; l'immunisation progressive contre ce liquide ne s'obtenait pas toujours aisément, et le plus souvent le sérum du sujet immunisé ne jouissait que d'un pouvoir curatif insuffisant, ou même nul. En un mot ces toxines ne sont pas comparables à la toxine diphtérique au point de vue de l'obtention d'un sérum curateur.

On se demanda alors si, à défaut de toxine soluble, diffusant dans le milieu de culture, ces mêmes microbes n'agissaient pas par des toxines restant adhérentes au corps microbien ; on appelle ces toxines *endotoxines* par opposition aux toxines solubles, appelées *exotoxines*.

On put en effet vérifier que bien des microbes, débarrassés par lavages de leurs produits solubles, retenaient des poisons qu'on pouvait libérer en détruisant les corps microbiens par des procédés divers ; fin broyage, agents chimiques, agents biologiques. Et on vit que certaines de ces endo-toxines n'étaient pas moins redoutables que les toxines solubles.

Mais la conception de la maladie devenait autre. Dans ces cas, les symptômes toxiques n'éclatent qu'au fur et à mesure que l'organisme, luttant contre les microbes, et détruisant les corps microbiens, met en liberté les endotoxines qui leur adhèrent.

Cette conception cadrait admirablement avec la géniale doctrine de la phagocytose telle qu'elle venait alors d'éclore des travaux de Metschnikoff. L'illustre naturaliste de l'Institut Pasteur venait de montrer que certaines cellules de l'organisme avaient pour rôle de se porter à la rencontre des éléments étrangers pénétrant dans l'intimité des tissus, de les englober, de les digérer, de les détruire. Les globules blancs du sang jouent le principal rôle dans ce drame microscopique, mais les cellules fixes du tissu conjonctif et d'autres encore peuvent venir à la rescousse, se mobiliser, se concentrer sur le théâtre des hostilités, prendre leur part des batailles et contribuer à la destruction de l'ennemi. Mais le triomphe lui-même ne va pas sans désastres et sans ruines. La connaissance des endotoxines expliquait l'allure de certaines maladies dont la phase la plus redoutable ne coïncide pas avec l'invasion la plus extensive des microbes, mais avec le moment où déjà leur pullulation est enrayée par leur destruction en masse. On expliquait aussi, ainsi, certaines manifestations tardives de la convalescence, en particulier certaines paralysies diphtériques apparaissant malgré le traitement par le sérum antitoxique ordinaire.

Louis Martin et Rist furent ainsi amenés à essayer dans la diphtérie un sérum antiendotoxique, préparé par l'injection au cheval, non plus de toxine soluble, mais d'une culture de bacilles diphtériques tués et désagrégés par un chauffage à 100° pendant une heure. L'injection doit être faite à l'animal, non dans le tissu sous-cutané, mais dans une veine.

A l'usage toutefois, ce sérum ne montra nulle supériorité sur le sérum de Roux, et c'est toujours ce dernier qui continue à être employé dans la diphtérie. Néanmoins le sérum antiendotoxique de Louis Martin et Rist a trouvé sous une autre forme des applications. Desséché et pulvérisé, il est incorporé à des pastilles. Louis Martin prescrit aux diphtériques, ou aux personnes qui les approchent, de laisser fondre dans leur bouche ces pastilles, dans le but d'obtenir la destruction locale des microbes eux-mêmes. L'emploi de ces pastilles ne dispense nullement de l'injection sous-cutanée de sérum de Roux dans la diphtérie déclarée, mais constitue un procédé défensif surajouté. Comme procédé préventif, il peut permettre de surseoir à l'injection préventive de sérum, mais seulement dans les cas où les sujets sont surveillés de près, de façon à pouvoir, en cas de besoin, recourir à l'injection de sérum de Roux qui seule donne toute sécurité. Enfin c'est un bon procédé pour détruire dans la gorge ou les fosses nasales des convalescents et des porteurs de germes les bacilles qui s'y perpétuent.

Mais dans la plupart des maladies, c'est, non seulement l'intoxication par les toxines solubles ou par les endotoxines, mais surtout l'invasion de l'organisme par le microbe lui-même qui est redoutable. Détruire les produits d'intoxication ne suffit pas. Il faut détruire le microbe lui-même. Il ne suffit pas d'un sérum antitoxique, fût-il anti-endotoxique, il faut un sérum antimicrobien, antibactérien, détruisant le microbe lui-même.

La possibilité d'obtenir de tels sérums ressort des travaux de Bordet sur le pouvoir bactériolytique du sérum des animaux ayant résisté à une infection microbienne (1895).

Bordet a eu des précurseurs. Dès 1889, Charrin

et Roger avaient, dans l'infection expérimentale par le bacille pyocyanique, étudié l'action du sérum des animaux vaccinés sur le microbe ayant servi à la vaccination. Mais le bacille pyocyanique se prêtait mal à ces essais, parce que les altérations qu'il subit sous l'influence du sérum ne se traduisent pas par un changement d'aspect.

Au contraire, le vibrion du choléra subit dans les mêmes conditions des modifications qu'on peut suivre au microscope. En 1894, Pfeiffer et Issaëff avaient vu que le vibrion du choléra, injecté dans le péritoine de cobayes vaccinés contre lui, subit de curieuses modifications. Il se fragmente en granulations. C'est ce qu'on appelle la *bactériolyse*. Rien de semblable ne se produit dans le péritoine de cobayes neufs. La réaction est spécifique en ce sens qu'elle ne se produit qu'avec le microbe vaccinant lui-même et nullement avec des espèces microbiennes même très voisines. Ainsi le *Vibrio Metschnikowii*, microbe très voisin du vibrion du choléra, ne subit aucune bactériolyse dans le péritoine de cobayes vaccinés contre ce dernier, et réciproquement.

Toutefois Pfeiffer crut à une action locale des cellules péritonéales, et non seulement il ne découvrit pas le pouvoir bactériolytique du sérum des vaccinés, mais il s'attacha à démontrer que le sérum n'était pour rien dans le phénomène et il niait la possibilité de le reproduire *in vitro*.

A Bordet (1895) revient le mérite d'avoir montré

que le sérum frais des vaccinés est bactériolytique pour le microbe employé, *in vitro* comme *in vivo*, et d'avoir analysé complètement le phénomène.

L'expérience primitive de Bordet a été réalisée par cet auteur dans la septicémie vibrionienne du cobaye. Le vibrion du choléra, injecté sous la peau du cobaye, produit chez cet animal, non plus une infection locale semblable à celle du choléra humain, mais une septicémie avec pullulation du vibrion dans le sang et les tissus. Si le choléra humain appartient au groupe des maladies toxiniques, le choléra expérimental du cobaye appartient bien au groupe dont nous nous occupons maintenant, aux septicémies.

En commençant par injecter au cobaye des doses minimes d'un vibrion peu virulent, puis en augmentant peu à peu les doses et la virulence on peut immuniser le cobaye contre la septicémie vibrionienne cholérique. Bordet a vu que si à une émulsion de vibrions cholériques, on ajoute un dixième de sérum frais de cobaye vacciné contre ce vibrion, et si on porte le mélange à l'étuve à 37° pendant deux heures, au bout de ce temps les vibrions ont perdu leur mobilité, se groupent en amas (agglutination), se fragmentent en granules et finalement disparaissent complètement (bactériolyse).

Bordet a poursuivi l'étude du phénomène : il a vu que le sérum de cobaye vacciné perd son pouvoir bactériolytique si on le chauffe au bain-marie à 55° pendant trente minutes, mais si, au mélange « sérum chauffé + émulsion de vibrions », on ajoute quelques gouttes de sérum frais de cobaye normal, ou de tout autre animal, on voit la bactériolyse s'effectuer. En variant les conditions de l'expérience, on arrive à cette conclusion que la bactériolyse nécessite pour s'effectuer la présence simultanée de deux substances : 1° une substance thermolabile, c'est-à-dire se détruisant par la chaleur, et qui existe normalement dans le sérum ; elle n'a pas de spécificité en ce sens qu'elle est susceptible d'agir pour les dissoudre, non seulement sur tous les microbes, mais aussi sur tous les éléments cellulaires étrangers à l'organisme ; 2° une substance thermostabile, ne se détruisant qu'à une température dépassant 65°, et qui, elle, est spécifique, c'est-à-dire agit uniquement sur l'espèce microbienne qui a été employée pour produire l'immunisation.

Bordet montra que la première substance est identique à elle-même dans tous les sérums, du moins au point de vue de son activité, et assimilable à la substance bactéricide étudiée par Buchner sous le nom *d'alexine* dans les sérums normaux. Il lui conserva ce nom d'alexine.

A la seconde substance, il donna le nom de *sensibilisatrice* ; il montra en effet que son rôle était de rendre sensible à l'action de l'alexine le microbe correspondant. Tandis qu'au point de vue de l'action bactériolytique il n'y a qu'une alexine, quelle que soit l'espèce animale et que l'animal soit ou non vacciné avec tel ou tel microbe, il y a au contraire autant de sensibilisatrices que d'espèces, et même que de races microbiennes employées. L'épreuve de la bactériolyse réciproque est en effet un moyen de distinguer les unes des autres certaines races microbiennes tellement identiques d'autre part qu'elles ne peuvent être distinguées, ni par leur aspect morphologique au microscope, ni par leurs réactions colorantes, ni par les caractères de leur culture.

L'étude de cette spécificité des sensibilisatrices est très importante puisque l'activité préventive et curatrice d'un sérum antimicrobien ne s'exerce que sur la race microbienne correspondante. Nous verrons plus loin comment la limitation si grande de cette spécificité a compliqué l'emploi de certains sérums et a nécessité l'obtention des sérums dits *polyvalents*.

Les études ultérieures ont montré que l'existence des deux substances étudiées par Bordet est un fait très général. Un certain nombre de microbes ne présentent pas, sous l'influence de l'alexine, le phénomène de la bactériolyse avec la même netteté que les vibrions, ni dans le péritoine des cobayes, ni *in vitro*. Tels les bacilles pyocyaniques, le bacille de la fièvre typhoïde et les paratyphiques, les streptocoques, les pneumocoques, les staphylocoques. Mais ils subissent dans les mêmes conditions des modifi-

cations dont le mécanisme est le même que celui
de la bactériolyse. Sous l'influence de la sensibilisatrice spécifique, ils fixent l'alexine, comme on
peut le mettre en évidence par divers procédés.

Cette même existence de deux substances se
retrouve dans les réactions de l'organisme vis-à-
vis de l'injection de globules du sang étrangers.
Le sérum des animaux à qui on a injecté sous la
peau des globules rouges d'un animal d'espèce différente, acquiert la faculté de dissoudre *in vitro* les
globules rouges d'un animal de cette même espèce
et restent inactifs vis-à-vis de ceux d'espèce différente. Comme pour la bactériolyse, on peut montrer
que cette *hémolyse* est fonction de l'alexine agissant
à la faveur d'une sensibilisatrice spécifique.

Les globules rouges ne sont pas les seules cellules susceptibles d'être ainsi dissoutes. Il en est
de même de toutes les cellules animales ou végé-
tales. La *cytolyse*, comme l'hémolyse, est possible
grâce à la présence de sensibilisatrices spécifiques
de l'espèce de cellules injectées.

On voit comme le phénomène est général. On
peut généraliser encore et dire que l'introduction
dans l'organisme des animaux supérieurs d'une
substance ayant fait partie d'un organisme d'espèce différente provoque dans le sérum de ces
animaux l'apparition de substances antagonistes
de la première substance. On a donné le nom
d'*anticorps* aux substances ainsi formées dans le
sérum à la suite d'injections de substances étran-

gères. Les substances capables de provoquer la formation d'anticorps ont reçu le nom d'*antigènes*.

Dans l'action bactériolytique, l'alexine n'est que l'agent mis en action par la sensibilisatrice. C'est celle-ci l'anticorps véritable.

L'action bactériolytique n'est qu'un des modes entre beaucoup d'autres, par lesquels se traduit dans le sérum sanguin la réaction des cellules de l'organisme contre l'antigène introduit dans le milieu intérieur. Dans certains cas la modification subie par le microbe antigène se traduit par une altération de la substance microbienne qui fait que les microbes ont tendance à s'accoler les uns aux autres, à se réunir en amas. C'est ce phénomène de l'agglutination qui est à la base de la séroréaction de F. Widal pour le diagnostic de la fièvre typhoïde. Quelques gouttes du sérum sanguin d'un sujet en puissance de fièvre typhoïde, ajoutées à une culture de bacilles typhiques, provoquent leur agglutination, décelable, tant par l'examen microscopique que par le changement d'aspect de la culture à l'œil nu. Ce sérodiagnostic a été également appliqué à nombre d'autres affections microbiennes : fièvres paratyphoïdes, dysenterie, etc.

Quand l'antigène, au lieu d'être un élément organisé, microbe ou cellule, est une substance en solution, du blanc d'œuf en solution aqueuse par exemple, la réaction anti se traduit par le pouvoir acquis par le sérum de l'animal inoculé de précipiter le blanc d'œuf dans la solution employée. De même, quand on inocule à un animal du sérum sanguin d'un animal d'espèce différente, le sérum de l'animal inoculé acquiert la propriété de produire un précipité quand on en ajoute quelques gouttes au sérum employé pour l'inoculation. Cette réaction est *spécifique*, c'est-à-dire que le sérum de l'animal inoculé ne produit de précipité que dans le sérum de l'espèce animale qui a fourni le sérum employé pour l'inoculation. Il est sans aucune influence sur celui des espèces voisines, sauf dans quelques cas où il s'agit d'espèces zoologiquement très proches l'une de l'autre, le cheval et l'âne par exemple, l'homme et le gorille également. Une spécificité semblable s'observe pour le pouvoir hémolytique après injection sous-cutanée de globules sanguins.

M. Nicolle a entrepris l'étude des antigènes et de leur modification possible par des actions chimiques, celle des acides étendus par exemple. Il a vu que dans ces conditions, on peut modifier l'antigène d'une espèce microbienne donnée de telle façon qu'on provoque parfois dans le sérum de l'animal inoculé un anticorps qui n'est plus actif sur l'antigène primitif, mais peut l'être sur l'antigène d'une espèce microbienne voisine. Il a constaté le fait entre certaines espèces de gono-coques et de méningocoques biologiquement distinctes. La suite de ces études nous montrera peut-être la raison d'être de la spécificité des anti-gènes et des anticorps.

A l'heure actuelle, ce que nous savons déjà grâce à J. Bordet sur la constitution des sérums anti, en particulier des sérums hémolytiques et bactériolytiques, a déjà eu, aux mains de cet auteur, des applications pratiques des plus ingénieuses. Le procédé de la fixation de l'alexine permet dans de nombreux cas le diagnostic précis de la nature d'une infection indéterminée. Quand il s'agit d'un microbe agglutinable, il n'a pu supplanter le procédé de la séro-agglutination de F. Widal, beaucoup plus simple et dont l'emploi est à la portée de tous. Mais quand le microbe à déceler n'est pas agglutinable, quand par suite le procédé de Widal ne peut trouver son application, celui de la fixation de l'alexine rend les plus grands services. La séroréaction de Bordet, appliquée à la syphilis sous le nom de réaction de Wassermann, a pris dans le diagnostic et le traitement de la syphilis l'énorme importance que l'on sait. Ce n'est pas le cas d'insister ici sur ces applications. Mais nous devions les mentionner, car elles découlent directement des connaissances acquises grâce à Bordet sur la constitution des sérums bactériolytiques et hémolytiques.

La formation des antitoxines à la suite d'injections de toxines, la formation des précipitines à la suite d'injections d'albumines solubles précipitables, la formation d'agglutinines et de sensibilisatrices à la suite d'injections d'éléments figurés (microbes, cellules vivantes, globules sanguins), ne sont qu'un cas particulier d'une propriété très générale de la substance vivante, l'assimilation, qui est la base même de la vie. Le protoplasma ne s'accroît qu'en s'assimilant les substances nutritives à sa portée. Mais cette assimilation ne se fait que grâce à une modification préalable de la substance nutritive effectuée par une sécrétion du protoplasma. Cette sécrétion, spécialement adaptée à la nature de la substance à assimiler, porte le nom de ferment digestif. Chaque substance alimentaire a son ferment correspondant, et cela est si vrai que, pour désigner le ferment, on n'a rien pu trouver de mieux qu'un nom dérivé de celui de la substance en cause : lactase, amylase, etc.

En somme chaque substance assimilable provoque la formation du ferment digestif correspondant. En injectant du lactose dans le sang, on y provoque l'apparition de lactase. De même la toxine, arrivant au contact du protoplasma cellulaire, provoque la formation de l'antitoxine.

Toutefois, la propriété de réagir ainsi s'est conservée surtout dans les cellules qui ont conservé le plus leur constitution primitive, en première ligne les globules blancs du sang, puis les cellules fixes du tissu conjonctif. Les éléments plus spécialisés, tels que les cellules des centres nerveux, ne réagissent plus contre les substances étrangères circulant dans le sang. Elles fixent énergiquement les toxines ; c'est pourquoi les toxines tétaniques et diphtériques injectées directement dans les centres nerveux sont fixées et provoquent les convulsions tétaniques, ou les paralysies diphtériques, sans formation sensible d'antitoxine.

Dans le cas de la bactériolyse, le processus est plus compliqué que dans le cas de la formation d'antitoxine. Nous connaissons des ferments de ferments, ainsi la kinase intestinale vis-à-vis du suc pancréatique. Tandis qu'on a comparé le ferment agissant avec électivité, spécifiquement, sur la substance assimable correspondante, à la clef qui ouvre la serrure, et uniquement celle pour laquelle elle a été faite, on a comparé les ferments de ferments à des coffres-forts à double clef, la première nécessaire pour ouvrir le verrou empêchant la seconde de s'introduire. Comparaison n'est pas explication. Tout de même la comparaison qui a été employée pour les ferments de ferments est utilisable également pour la sensibilisatrice et l'alexine, cette dernière toutefois agissant sur toutes les cellules. Ce n'est plus une vraie clef, mais un passe-partout.

Pour obtenir un sérum bactériolytique, il importe donc d'employer le sérum d'un animal préparé et immunisé non plus par l'injection de toxine comme pour les sérums antitoxiques, non plus par l'injection de cadavres de microbes plus ou moins désagrégés comme pour les sérums antiendotoxiques, mais bien par l'inoculation de microbes vivants. Pour que l'animal puisse résister à l'action morbide de ces microbes, il faut lui injecter des microbes incapables de le tuer, soit qu'ils soient atténués, soit qu'ils soient injectés à doses minuscules. En somme, on revenait à la méthode primitive, à l'emploi du sérum des vaccinés, mais avec une meilleure connaissance des techniques à employer et du but à atteindre. Aussi les nouveaux essais furent-ils couronnés du succès qui avait fait défaut aux premières tentatives.

Deux points en effet avaient été mis en lumière. Le premier, relatif à la spécificité rigoureuse de ces sérums antimicrobiens, le second relatif à la nécessité de porter ces sérums au contact même du foyer infectieux.

Les sérums microbiens sont rigoureusement spécifiques, c'est-à-dire qu'un sérum préparé en injectant à l'animal des microbes de race A est à peu près complètement inactif contre les microbes d'autres races voisines B, C, D, ces diverses races ne différant le plus souvent par aucun caractère morphologique ni par aucun caractère microchimique, mais seulement par leur sensibilité aux sérums antimicrobiens correspondants au point de vue agglutination et au point de vue bactériolyse.

Le second élément qui intervient dans la sérothérapie microbienne est la nécessité de faire parvenir le sérum jusqu'aux foyers parfois profonds où niche le microbe à combattre. Cet élément n'était nullement en jeu dans la sérothérapie antitoxique. Quand la maladie est causée par la pénétration dans le sang d'une toxine soluble, le sérum antitoxique n'a besoin pour agir que d'être lancé dans la circulation générale où il neutralise la toxine. Il suffit donc de l'injecter par voie sous-cutanée, ou encore, ce qui n'a d'autre avantage qu'une rapidité de diffusion légèrement plus grande, par voie veineuse. Au contraire, quand il s'agit de sérums antimicrobiens, le sérum doit, pour agir, arriver au contact des microbes eux-mêmes. L'expérience a montré que ces sérums agissent avec efficacité dans les cas où il est possible d'assurer ce contact : ainsi le sérum antiméningococcique doit dans la méningite cérébro-spinale être porté dans la cavité céphalo-rachidienne ; si le méningocoque provoque des arthrites purulentes, c'est dans la cavité articulaire qu'il faut porter le sérum. De même, dans les collections suppurées à pneumocoques et à streptocoques, le sérum antipneumococcique ou antistreptococcique sera très actif, injecté dans la collection même : on le voit par exemple pour les pleurésies purulentes ; au contraire, dans la pneumonie ou l'érysipèle, maladies causées par ces mêmes microbes, avec une localisation telle que le sérum ne peut être pratiquement porté dans le tissu atteint, car il causerait des dilacérations graves, on ne peut l'utiliser que par voie sous-cutanée ou intraveineuse, son action est alors bien moins efficace.

Pour toutes ces raisons, dans les maladies que nous avons à étudier maintenant, la sérothérapie ne se présente pas avec la victorieuse simplicité, avec l'éclatante efficacité de la sérothérapie anti-diphtérique. Selon le mode infectieux propre à la maladie, selon le mode particulier de réaction de l'organisme vis-à-vis du microbe en cause, selon la localisation du microbe, selon la plus ou moins grande part de l'élément toxique et de l'élément infectieux, selon la plus ou moins grande altérabilité et toxicité des corps microbiens, selon que les produits nuisibles sont versés dans la circulation insensiblement ou à doses massives successives, les moyens à opposer au mal varieront. Dans certains cas la sérothérapie devra céder le pas à la vaccino-thérapie.

Dans les travaux de Pasteur, les vaccins apparaissent surtout comme préventifs. Il en est ainsi du vaccin anticharbonneux, du vaccin de la péripneumonie des bovidés, du vaccin du choléra des poules, du vaccin du rouget du porc; tous ces vaccins s'emploient préventivement, chez des sujets sains, pour les mettre à l'abri d'une maladie éventuelle; certes, pour le vaccin anti-rabique, il en va autrement, c'est le sujet déjà mordu, déjà porteur du virus, qui est inoculé; mais le virus incube longtemps au point de la morsure; le vaccin agit pour prévenir son action ultérieure sur les centres nerveux; c'est donc néanmoins d'une sorte de vaccination préventive qu'il s'agit encore.

Dans les pages ultérieures, à côté de vaccins préventifs, tel celui de la fièvre typhoïde, nous aurons à étudier des vaccins reposant sur un autre principe, et qui sont vraiment des vaccins curatifs.

L'emploi de tels vaccins a été particulièrement étudié par Wright, qui a réglementé leur emploi en se basant sur ce qu'il a appelé l'*index opsonique*. Wright a reconnu qu'il existe dans le sérum des animaux des substances qui excitent les phagocytes à englober les microbes. Il leur a donné le nom d'*opsonines*. Le *pouvoir opsonique* du sérum est très augmenté chez les animaux vaccinés. On peut, par des vaccinations successives, exalter progressivement ce pouvoir opsonique; cet effet s'observe, non seulement chez les sujets antérieurement sains et vaccinés préventivement, mais également chez les infectés traités par la vaccinothérapie. Les infections qui se perpétuent, qui ont tendance à passer à l'état chronique, ou à récidiver constamment comme cela se voit pour les furoncles à répétition, les infections streptococciques subaiguës, etc., doivent parfois cette durée désespérante à une insuffisance de réaction opsonique. Wright a montré que, dans ces cas, l'injection sous-cutanée de doses d'abord petites, puis plus importantes de vaccin, amène un développement du pouvoir opsonique que l'on peut suivre d'injection en injection par la technique appropriée. On peut donc régler en toute connaissance de cause l'intensité croissante du traitement. Les opsonines sont spécifiques, c'est-à-dire que chaque espèce de microbes ne provoque l'excitation des phagocytes que vis-à-vis des microbes de même espèce; l'idéal est d'employer comme vaccin le microbe lui-même recueilli chez le malade et cultivé (*autovaccin*); mais le temps nécessaire à la préparation de l'autovaccin fait qu'il est la plupart du temps plus indiqué de recourir à un *stock-vaccin*, c'est-à-dire à des cultures de microbes de même espèce en stock dans les laboratoires, préparées et conservées pour servir de vaccin.

Nous avons, avec les vaccins curateurs, un nouveau procédé d'agir contre les maladies microbiennes. Vaccins préventifs, sérums antitoxiques, sérums antiendotoxiques, sérums antimicrobiens, vaccins curateurs, ont été essayés concurremment ou alternativement contre les diverses maladies microbiennes; le succès est variable selon la maladie, car chaque maladie a son évolution spéciale et vis-à-vis de chaque maladie les ressources de l'organisme ne sont pas de même ordre. Aussi allons-nous voir, dans les pages suivantes, en étudiant successivement chacune des principales maladies microbiennes, de quelle façon on peut agir contre elles, tantôt par un vaccin, tantôt par un sérum, tantôt par une combinaison des deux méthodes.

CHAPITRE VI

SÉROTHÉRAPIE ET VACCINOTHÉRAPIE ANTIMÉNINGOCOCCIQUE, ANTIBLENNORRAGIQUE ANTIPNEUMOCOCCIQUE

La *méningite cérébrospinale* ; localisation du méningocoque sur les méninges ; sérothérapie intrarachidienne ; multiplicité des races de méningocoques ; nécessité d'une sérothérapie spécifique ou polyvalente. La méningococcémie ; injections intraveineuses. Vaccinothérapie antiméningococcique curative et préventive.

La *blennorragie* ; les méfaits du gonocoque ; sérothérapie et vaccinothérapie antigonococciques.

La *pneumonie* ;. races diverses de pneumocoque ; sérum antipneumococcique polyvalent ; vaccinothérapie antipneumococcique préventive et curative.

Sérothérapie et vaccinothérapie antiméningococciques.

C'est en 1886 que Weichselbaum découvrit dans le pus méningé des méningites cérébro-spinales le microbe qui cause cette maladie, qu'on arriva bientôt à isoler et à cultiver. C'est seulement en 1906, vingt ans plus tard, et dix ans après la découverte de la sérothérapie, que Flexner de New-York obtint contre le méningocoque un sérum actif.

L'explication est que le méningocoque ne produit pas de toxine dans les milieux dé culture et que ses corps microbiens eux-mêmes, bien que doués d'une certaine toxicité, ne libèrent pas une toxine susceptible d'engendrer une antitoxine active; Flexner injectait d'abord sous la peau de l'animal, puis dans ses veines, dés méningocoques tués puis des méningocoques vivants. Dopter a rationnellement perfectionné la méthode en immunisant l'animal par des injections intraveineuses uniquement de méningocoque vivant. Par ce procédé on obtient un sérum remarquablement actif.

Il y a toutefois une condition à la manifestation de cette activité; c'est que le sérum soit porté dans le foyer même du mal, dans la cavité méningée. L'injection sous-cutanée et l'injection intraveineuses sont l'uné et l'autre insuffisantes. Depuis que la ponction lombaire est devenue d'une pratique courante, l'accès de la cavité méningée est devenu facile par cette voie. Une fine aiguille creuse, introduite entre la quatrième et la cinquième vertèbres lombaires sur la ligne des apophyses épineuses (enfants) ou légèrement en dehors de cette ligne (adultes) et dirigée en avant et un peu en haut, pénètre dans la cavité méningée rachidienne et laisse écouler à l'état normal un liquide limpide comme de l'eau de roche, le *liquide céphalo-rachidien*. Chez les sujets atteints de méningite cérébro-spinale, il s'écoule, non plus un liquide clair, mais un liquide louche, trouble, un peu jaunâtre ou grisâtre, dans lequel le microscope fait reconnaître des globules de pus polynucléés ayant englobé des méningocoques, ainsi que quelques méningocoques libres. Toutes les fois que les symptômes cliniques (fièvre, mal de tête, raideur de la nuque, raideur du dos, raideur des membres inférieurs qui ne peuvent plus être mis en extension complète dans la position assise sur le lit), toutes les fois, dis-je, que ces symptômes permettent de soupçonner une méningite cérébrospinale, il faut pratiquer la ponction lombaire. Si le liquide qui est extrait est louche et contient du méningocoque il faut injecter dans la cavité rachidienne 20 à 40 centimètres cubes au moins de sérum antiméningococcique. Si on n'a pas sous la main le microscope et les colorants nécessaires pour pratiquer l'examen microscopique du liquide, il faut néanmoins, en présence d'un liquide louche, pratiquer sans tarder cette injection. On aura soin pour éviter l'hypertension méningée de laisser s'écouler auparavant par l'aiguille au moins autant de liquide que l'on va en injecter.

L'expérience a montré que, dans bon nombre de cas, l'injection intrarachidienne de sérum antiméningococcique produit, à la fois sur l'état du liquide, et sur l'état général du malade, une modification merveilleuse. La température élevée tend à s'abaisser, les raideurs musculaires diminuent. Si, vingt-quatre heures après la première, on pratique une seconde ponction lombaire suivie d'une seconde injection de 20 ou 40 centimètres cubes de sérum intrarachidien, on voit que le liquide de ponction est moins trouble, moins chargé de leucocytes altérés, moins riche en microbes. Le troisième jour, l'amélioration s'accentue sur tous les points. Assez souvent trois injections quotidiennes suffisent à obtenir la guérison.

L'efficacité du sérum antiméningococcique est dans les cas heureux aussi évidente que celle du sérum antidiphtérique. La mortalité qui était de 60 à 70 p. 100 avant le sérum est tombée depuis à 12 p. 100. Les séquelles (idiotie, paralysies, hydrocéphalie, perte de la vue, perte de l'ouïe) sont devenues exceptionnelles.

Toutefois, on n'a pas tardé à remarquer un fait qui ne se voit pas avec la diphtérie. Un certain nombre de cas de méningite cérébro-spinale, traités par le sérum, continuaient à évoluer sans paraître aucunement changés dans leur cours par le traitement. Parfois on en avait vite l'explication, l'examen microscopique et les cultures montrant qu'il s'agissait d'un germe différent du méningocoque. Le pneumocoque, le gonocoque, le micrococcus catarrhalis, un certain nombre de diplocoques peuvent donner des méningites purulentes. Plusieurs diplocoques groupés par Dopter sous le nom de pseudo-méningocoques ne se différencient du méningocoque ni par leur morphologie, ni par leurs affinités colorantes, mais seulement par des nuances dans la teinte ou l'aspect microscopique des colonies, ou par leur action fermentative sur les différents sucres. Ces pseudo-méningocoques sont spécifiquement différents du méningocoque vrai et il n'est pas étonnant que le sérum préparé avec le méningocoque vrai soit impuissant vis-à-vis d'eux.

Outre ces microbes restaient encore des cas où le microbe trouvé n'était pas influencé par le sérum tout en ayant tous les caractères biochimiques du méningocoque. Dopter vit que ces méningocoques réfractaires ne sont pas agglutinés par le sérum antiméningococcique, et réciproquement que le méningocoque typique n'est pas agglutiné par les sérums préparés avec les méningocoques réfractaires. Il nomma ces derniers paraméningocoques et il vit qu'il y en avait trois variétés qu'il dénomma α, β, γ non réciproquement agglutinables. Nicolle considère qu'il s'agit en réalité de quatre races de méningocoques A, B, C, D, ces deux dernières étant rarement en cause, les deux premières étant prédominantes l'une ou l'autre selon les localités ou les épidémies.

Comme la différenciation de ces races demande un temps pendant lequel la maladie risque de s'aggraver, il était indiqué de préparer des animaux en leur injectant simultanément du méningocoque A et du méningocoque B afin d'obtenir un sérum actif à la fois vis-à-vis de l'une et de l'autre variétés. C'est ce que l'on appelle un *sérum polyvalent*. Tel est le sérum antiméningococcique actuellement fabriqué par l'Institut Pasteur.

Ajoutons qu'il y a encore une cause possible d'échec du sérum à laquelle on doit penser quand on constate, en même temps que la clarification du liquide rachidien et la disparition des méningocoques, une persistance d'un état général grave et d'une fièvre élevée. C'est le cloisonnement de la méningite. Il peut se faire qu'un bouchon fibrino-purulent sépare la partie rachidienne de la cavité méningée de la partie ventriculaire intracérébrale avec laquelle elle communique par des passages étroits (aqueduc de Sylvius, trou de Magendie). Dans ce cas la méningite rachidienne guérit, mais la méningite ventriculaire suit son cours. Il faut porter le sérum dans la cavité ventriculaire et pour cela ponctionner le ventricule cérébral à travers la corticalité du cerveau. On y parvient aisément chez l'enfant du premier âge à travers la fontanelle antérieure encore membraneuse. Mais chez le sujet plus âgé dont le crâne est ossifié, cela oblige à une petite opération, la trépano-ponction qu'il faut savoir pratiquer quand elle devient nécessaire.

Enfin dans certains cas existent des localisations supplémentaires du méningocoque soit dans une articulation (arthrite purulente) soit dans l'œil (iridocyclite), ou encore le méningocoque est en circulation dans le sang où peut le révéler l'hémoculture, et il forme dans la peau de petites embolies hémorragiques (purpura). Dans ces cas il est indiqué de porter le sérum soit dans l'articulation après évacuation du pus, soit dans le sang par ponction veineuse.

D'après M. Netter le méningocoque B donnerait lieu bien plus que l'A à ces localisations exceptionnelles.

Dans certains cas de méningococcémies se prolongeant désespérément ou récidivant à maintes reprises malgré l'emploi du sérum localement, ou sous-cutané ou intraveineux à doses répétées la vaccinothérapie a amené la guérison. On emploie, soit des cultures de méningocoques atténuées par chauffage à 55° (Boidin et Weissembach, Méry et Girard), soit des cultures atténuées par addition d'iode (Florand et Fiessinger). Ces auteurs ont employé la vaccinothérapie par injection sous-cutanée, en employant le plus souvent un autovaccin préparé avec les cultures mêmes obtenues par ensemencement du pus rachidien. L'émulsion microbienne est tuée par chauffage à 56°; on injecte une première dose de 50 à 100 millions de germes, et on renouvelle l'injection chaque jour en doublant quotidiennement la dose jusqu'à arriver s'il est besoin aux doses de plusieurs milliards.

Sergent, Pruvost et Francis Bordet ont récemment (1920) publié le cas d'une septicémie méningococcique prolongée à type de fièvre paludéenne qui persista malgré les injections sous-cutanées d'un stock-vaccin. En injectant ce vaccin dans les veines, selon la méthode employée par Colard pour la dysenterie, ils obtinrent la guérison.

On peut rattacher à la vaccinothérapie une méthode moins scientifique, mais susceptible d'être employée même quand on est dépourvu de tout procédé d'analyse bactériologique, ainsi que de sérum et de vaccin. Dès 1907, Radmann, et plus tard Pizzini ont traité avec succès trois méningites cérébro-spinales en réinjectant sous la peau du malade le liquide céphalo-rachidien extrait par ponction lombaire. Cette méthode ne doit être employée qu'en cas d'impossibilité d'avoir recours aux méthodes classiques plus éprouvées.

Vaccinothérapie antiméningococcique préventive. — Dans les agglomérations où règne une épidémie extensive de méningite cérébro-spinale, il est indiqué de recourir à la vaccinothérapie préventive, de préférence à la sérothérapie préventive, laquelle donne des résultats moins surs et moins durables et expose aux réactions sériques.

Un certain nombre de vaccinations de ce genre ont été pratiquées en Angleterre et en Amérique par Sophian et Black, Hall, Greenwood, Gates. Trois injections de vaccin chauffé une demi-heure à 65° doivent être pratiquées à doses croissantes de un à quatre milliards et à intervalles d'une semaine. Sur près de 4.000 vaccinés d'une

division militaire américaine, Gates ne constata
que cinq cas de méningite cérébro-spinale au
cours ou à la suite de la vaccination, tandis que
43 cas se déclarèrent dans une division du même
camp non soumise à la vaccination. Il semble
donc bien que celle-ci ait une efficacité réelle.

Sérothérapie et vaccinothérapie antigonococciques.

Au point de vue des affinités naturelles, des
deux microbes, il faut étudier le gonocoque,
microbe de la blennorragie, immédiatement après
le méningocoque, agent des méningites cérébro-
spinales.

La blennorragie, la chaude-pisse vulgaire, est
loin d'être une maladie négligeable. Si, dans un
certain nombre de cas, elle se réduit à l'écoule-
ment uréthral répugnant et douloureux, dans
beaucoup d'autres elle s'accompagne d'une altération plus ou moins accentuée de l'état général,
parfois due à une simple intoxication, mais le
plus souvent causée par une extension septicémique passagère du mal. Le microbe peut se
semer à distance causant des arthrites purulentes
à gonocoques, des méningites à gonocoques. Il
peut aussi remonter les voies génitales et causer
chez l'homme les très douloureuses orchites
blennorragiques, chez la femme, des métrites,
des salpingites, des pelvipéritonites qui peuvent

la rendre une infirme pour le restant de ses jours. Enfin, il ne faut pas oublier que trop de nouveau-nés, lors du passage par les voies génitales de la mère au moment de l'accouchement, ensemencent de gonocoques leur conjonctive oculaire et que les conjonctivites blennorragiques qui en résultent, si elles ne sont pas convenablement soignées, peuvent entraîner la cécité. Les institutions pour aveugles sont peuplées de victimes de ce genre.

L'humanité compte 15 p. 100 de ménages stériles alors que la stérilité naturelle est très exceptionnelle comme on peut le voir dans l'ensemble des espèces animales. Le gonocoque entre certainement pour une grande part dans cette extension énorme de la stérilité : tantôt c'est la stérilité de l'homme qui est en cause parce qu'à la suite d'une blennorragie qui a remonté jusqu'aux épididymes, les voies génitales sont devenues imperméables à l'excrétion des spermatozoïdes; tantôt c'est la femme elle-même qui ne peut plus engendrer : on voit trop fréquemment de jeunes épousées contaminées dès les premiers rapports par un mari qui n'a attaché aucune importance à une gouttelette purulente matinale, reliquat insignifiant en apparence d'une blennorragie pouvant remonter à plusieurs années; cela suffit à transmettre à la femme un gonocoque qui, reprenant de la virulence sur ce terrain vierge, engendre une métrite douloureuse, des salpingites cruelles

pouvant nécessiter des opérations, des pelvipéritonites immobilisant de longues semaines au lit,
les unes et les autres entraînant l'impossibilité de
concevoir et interdisant à la femme cette maternité qui est toute sa douceur et toute sa gloire.
Bien plus, on observe avec fréquence chez les
petites filles, même dans les milieux les plus
raffinés, des écoulements vaginaux purulents
causés par le gonocoque. Il ne faut pas se presser
de songer à des contaminations de cause crimi-
nelle ou à une immoralité précoce. Dans la très
grande majorité des cas, la contamination est
accidentelle, par promiscuité de linge, d'objets
de toilette, de siège avec des parents, des domestiques, des camarades elles-mêmes atteintes. Bien
que dans la grande majorité des cas, ces blennorragies des petites filles pénètrent peu dans la
profondeur et se bornent à être des vulvites et
des vulvovaginites, il n'est pas prouvé qu'elles ne
puissent avoir de funestes conséquences en entra-
vant le développement normal des organes sexuels
féminins, car je connais pour ma part plusieurs
cas de stérilité avec ou sans un certain degré d'in-
fantilisme local utérin auxquels je n'ai pu trouver
une autre origine.

Il n'est certainement pas exagéré d'attribuer
au gonocoque la responsabilité de la plus grande
part des 15 p. 100 de ménages stériles. On voit
combien importantes et nombreuses sont les raisons de souhaiter le perfectionnement des pro-

cédés curatifs et préventifs efficaces contre le gonocoque.

Le gonocoque est un microbe voisin à tous points de vue du méningocoque. Il se comporte de même façon que ce dernier au point de vue de l'obtention et de l'efficacité d'un sérum thérapeutique. En injectant dans les veines d'un animal des cultures vivantes et virulentes de gonocoques à doses progressivement croissantes on provoque l'apparition dans le sérum de cet animal de propriétés bactériolytiques électives pour le gonocoque (Nicolle). Pour être actif ce sérum doit arriver au contact du microbe. Dans les arthrites gonococciques (Ribierre, Debré et Paraf), on injectera donc le sérum dans l'articulation; on obtient avec la technique suivante une guérison rapide, qui évite l'ankylose si fréquente avant ce traitement : 1° ponction de l'articulation et évacuation du liquide; 2° lavage articulaire avec une solution isotonique de sel marin additionnée de sérum jusqu'à ce que le liquide ressorte clair, évacuation complète du liquide; 3° injection de sérum en quantité égale à celui du liquide primitivement évacué; 4° pansement compressif. On répète le traitement tous les deux jours; en général après la quatrième injection la guérison est obtenue.

L'injection sous-cutanée même à dose élevée ne donne pas des résultats comparables. Toutefois elle peut être utilisée à défaut de la méthode précédente quand la blennorragie articulaire atteint des articulations inaccessibles, ou de petites articulations multiples, ou dans les arthrites sèches. Contre la blennorragie uréthrale, ou contre la blennorragie oculaire (conjonctivite blennorragique), l'injection sous-cutanée est sans effet et les instillations locales de sérum ne paraissent pas plus actives (1).

En présence de l'insuffisance de la sérothérapie il était indiqué de chercher à utiliser la vaccinothérapie. Déjà Wright, avec sa méthode des opsonines, avait utilisé un vaccin antigonococcique qui a été expérimenté avec succès dans la septicémie gonococcique par mon regretté maître le professeur Dieulafoy (1908).

Le Moignic, Sezary et Demonchy ont employé un lipovaccin, c'est-à-dire une suspension de gonocoques dans un excipient huileux. Des gono-oques d'une culture de dix-huit heures sont incorporés à cet excipient et tués par séjour de quelques heures à la glacière ce qui altérerait

(1) Toutefois, d'après M. Morax et M. Dupuy-Dutemps, de remarquables résultats ont été obtenus dans la conjonctivite blennorragique avec le sérum du Dr Stérian, qui serait obtenu en injectant à l'animal, non plus une culture pure de gonocoques, mais le pus blennorragique lui-même. Il s'emploie en injections sous-cutanées qui sont très douloureuses, mais assez efficaces pour que M. Dupuy-Dutemps, qui l'a employé dans deux cas d'ophtalmies graves de l'adulte, ait pu écrire : « En suivant les progrès de la guérison chez ces malades, j'ai éprouvé la même impression que lorsqu'en 1895 aux Enfants-Malades je vis pour la première fois sous l'action du sérum de Roux fondre les fausses membranes et guérir en quelques jours comme d'elle-même la redoutable ophtalmie diphtérique ».

moins que la chaleur le pouvoir antigénique. L'avantage des lipovaccins est, grâce à la lenteur de résorption des liquides huileux, d'assurer une absorption lente et progressive des corps microbiens bactériolysés ; par suite il est possible d'en injecter en une seule fois une quantité plus grande, susceptible, à elle seule, de suffire au résultat cherché. Il devient inutile de pratiquer plusieurs injections progressivement croissantes comme avec les autres vaccins. Les auteurs auraient par ce procédé tari rapidement la virulence d'écoulements uréthraux.

Cruveilhier, d'autre part, a employé un stock-vaccin obtenu en mettant les gonocoques en contact prolongé avec un sérum antigonococcique, selon la méthode de sensibilisation des germes, préconisée par Besredka. Ces germes sensibilisés seraient plus facilement résorbés par l'organisme et pourraient sans inconvénient être employés à haute dose. Cruveilhier a employé ce vaccin en injections sous-cutanés dans de nombreux cas de synovites gonococciques, d'épididymites gonococciques, de salpingites gonococciques avec des résultats satisfaisants. La réaction locale autour de la piqûre est souvent très vive, mais semble une condition du succès.

Enfin Nicolle et Blaizot en employant un vaccin fluoré, préparé avec un mélange de gonocoques, et d'un microbe qui lui est le plus souvent associé dans le pus uréthral, le *synocoque,*

ont obtenu des résultats tout à fait encourageants
dans le traitement des blennorragies uréthrales
et de leurs complications.

Sérothérapie et vaccinothérapie antipneumococciques.

Le pneumocoque, reconnu par Talamon dès
1882 comme l'agent de la pneumonie, est un
microbe qui existe fréquemment dans la bouche
et les fosses nasales à l'état inoffensif, mais,
sous des influences diverses il peut pulluler,
prendre de la virulence, envahir le milieu intérieur. Parmi ces influences favorisantes, quelques-
unes seulement sont bien déterminées : telles
l'influence prédisposante de certaines autres infections, en particulier la rougeole, la coqueluche,
la grippe, et celle du refroidissement. Le pneumocoque devient alors envahissant, passe dans le
milieu intérieur et le plus souvent se localise
dans le poumon y causant, soit la pneumonie
franche aiguë, affection des sujets robustes et
sains, soit, chez les vieillards, les enfants ou les
sujets affaiblis par la maladie, des affections pulmonaires à évolution moins cyclique et moins
bénigne, congestions pulmonaires, bronchopneu-
monies, ou des septicémies et des pyohémies qui
en général ne tardent pas à se localiser soit dans
la plèvre (pleurésie purulente à pneumocoques),
dans le péritoine (péritonite purulente à pneu-

mocoques), dans une articulation (arthrite purulente à pneumocoques), dans les méninges (méningite purulente à pneumocoque).

Comme le méningocoque, comme le gonocoque, le pneumocoque ne fournit pas facilement de toxine, soluble ou non, susceptible de fournir un sérum antitoxique. Il faut avoir recours à un sérum antimicrobien, obtenu par injection intraveineuse au cheval de doses progressivement croissantes de pneumocoques virulents. Un tel sérum est très actif contre le pneumocoque avec lequel il a été préparé, mais non contre tous les pneumocoques. Il se produit là un fait analogue à ce que nous avons noté pour les méningocoques : il existe des pneumocoques de plusieurs races. Le sérum de l'animal infecté ou vacciné par l'un d'eux n'est agglutinant et bactériolytique que pour les pneumocoques de la même race. Trois races principales I, II, III sont presque exclusivement en cause, les autres n'étant rencontrées qu'exceptionnellement. M. Truche à l'Institut Pasteur prépare un sérum polyvalent préparé par injections de cultures virulentes de chacune de ces trois races traitées par l'alcool-éther. On peut ainsi agir sans attendre les manipulations longues et délicates d'isolement du pneumocoque, et l'apparition du pouvoir agglutinatif dans le sang. Sinon le malade aurait le temps d'être mort ou guéri auparavant.

Dans la pneumonie franche aiguë est-il indiqué de recourir à la sérothérapie? L'affection guérit seule dans la très grande majorité des cas vers le 5e jour chez l'enfant, vers le 8e chez l'adulte et assez souvent plus tôt (formes abortives). Dans ces conditions, il est difficile de dire si le sérum a joué un rôle dans la guérison dans les pneumonies traitées par la sérothérapie. Toutefois M. Cruveilhier, M. Renaud pensent qu'il contribue à la guérison et que, dans les formes s'annonçant graves ou chez des sujets débiles ou âgés, il ne faut pas manquer d'y avoir recours, en employant la voie intraveineuse. On évacuera d'abord selon les conseils de M. Renaud par ponction veineuse une quantité de sang qui peut avec avantage atteindre 700 c.m.c. ; puis on injectera 20, 40 ou 60 c.m.c. de sérum de Truche dilué dans dix fois autant de soluté isotonique de sel marin tiédi à 38° en ayant soin de pousser l'injection tout doucement surtout au début de manière à mettre dix minutes pour injecter 200 grammes. Dans les cas qui se prolongent l'injection pourra être répétée tous les deux jours.

Dans les broncho-pneumonies et les bronchites purulentes à pneumocoques, il est indiqué d'injecter le sérum par voie laryngée ou trachéale (Rénon, Sergent). L'injection intralaryngée se fait comme pour les injections d'huile médicamenteuse de Mendel et avec l'instrumentation de cet auteur. On peut répéter une ou plusieurs fois par jour des doses de 10 ou 20 c.m.c. Chez le jeune enfant, on peut injecter directement sous toucher laryngé digital comme pour l'injection qui suit le tubage. Dans les cas où une raison quelconque empêcherait d'employer la voie laryngée, on aurait recours à la ponction intercricothyroïdienne à l'aiguille courbe selon la méthode de Rosenthal. Quant à l'injection intrapulmonaire par voie transpleurale par introduction d'une aiguille à travers un espace intercostal il faut la proscrire ; la dilacération du tissu pulmonaire par le sérum cause de redoutables lésions.

Dans les pleurésies purulentes, les péritonites purulentes et les arthrites purulentes, il serait indiqué d'injecter le sérum dans la cavité après évacuation complète du pus. Toutefois les fausses membranes épaisses qui sont fréquentes dans les collections purulentes à pneumocoques risquent de soustraire à l'action de contact du sérum des pneumocoques virulents. Aussi il ne faudra pas s'entêter à répéter les ponctions et injections ; et les larges pleurotomies, laparotomies, arthrotomies par lesquelles on guérissait déjà très bien ces collections avant de posséder le sérum, restent de mise.

Dans la méningite à pneumocoques, procéder comme dans la méningite à méningocoques sans autre changement que celui du sérum employé, en se méfiant de la grande fréquence des cloisonnements.

Le sérum antipneumococcique a un pouvoir

préventif qui n'est pas moins intéressant que son pouvoir curatif. Nous l'étudierons en même temps que le pouvoir préventif du sérum antistreptococcique, pour des raisons qu'on connaîtra alors.

Quant à l'emploi des vaccins antipneumococciques, il peut être tenté au point de vue préventif ou au point de vue curatif. Préventivement Wright avec sa méthode opsonique, Borel, Cécil et Austin ont obtenu des résultats encourageants ; ces derniers inoculent à doses croissantes, en quatre injections, 24 milliards de germes formés d'un mélange de pneumocoques des trois races I, II et III, les seules fréquemment pathogènes, stérilisés par la chaleur à 55°.

Curativement, Legroux a employé et préconisé contre les complications pulmonaires fréquentes et redoutables au cours des dernières épidémies de grippe, un vaccin mixte composé d'un mélange de pneumocoques, de streptocoques et bacilles de Pfeiffer, c'est-à-dire des microbes le plus souvent en cause dans les complications grippales. L'institut Pasteur le livre sous le nom de vaccin G. Je l'ai employé moi-même sans grand succès dans des infections broncho-pulmonaires persistantes consécutives à la rougeole, en employant la voie sous-cutanée. Peut-être pour porter plus directement le vaccin au siège du mal et provoquer, in-loco, la formation des anticorps bactériolytiques, conviendra-t-il d'employer la voie intraveineuse.

CHAPITRE VII

SÉROTHÉRAPIE ET VACCINOTHÉRAPIE
ANTISTREPTOCOCCIQUE
ET ANTISTAPHYLOCOCCIQUE

Le *streptocoque*, agent de l'érysipèle, de la fièvre puerpérale et des infections chirurgicales.

Unicité ou multiplicité des divers streptocoques; variations des caractères de forme, de culture, de virulence; difficultés qui en résultent pour l'obtention des sérums et des stock-vaccins.

Sérums antistreptococciques : H. Roger, Marmorek, Besredka. Inefficacité au point de vue curatif; heureux résultats au point de vue de la prévention des complications à streptocoques dans la grippe, la coqueluche, la rougeole.

Vaccins antistreptococciques, stock-vaccins et auto-vaccins; distinction au point de vue de leur efficacité des infections aiguës généralisées et des infections chroniques localisées (H. Dufour).

Emploi des vaccins streptococciques contre le lupus et le cancer.

Le *staphylocoque*, agent du furoncle, de l'ostéomyélite, de certaines septicémies et de nombreuses suppurations.

Emploi des vaccins antistaphylococciques dans les septicémies et ostéomyélites à staphylocoques.

Efficacité remarquable de ces vaccins dans la furonculose à répétition et les anthrax. Stock-vaccins et auto-vaccins. Technique de la préparation de ces vaccins et de leur emploi.

Sérothérapie et vaccinothérapie antistreptococciques

Sérums antistreptococciques. — Le streptocoque, microbe disposé en chapelets plus ou moins longs de petits grains arrondis, est l'agent de l'érysipèle, maladie cyclique qui, chez les sujets antérieurement sains et robustes, guérit d'elle-même en quatre à cinq jours, sauf très rare exception. L'érysipèle est au streptocoque ce que la pneumonie est au pneumocoque. De même que le pneumocoque peut causer, outre la pneumonie, des manifestations morbides des plus variables par leur forme et leur localisation, de même le streptocoque, outre l'érysipèle, est l'agent de nombreuses autres déterminations, en général, plus graves que les déterminations correspondantes à pneumocoques, car elles sont plus diffuses, plus envahissantes et se terminent plus facilement par des généralisations pyohémiques, des septicémies et la mort. Le streptocoque est l'agent de la plupart des phlegmons diffus, des angines phlegmoneuses, de beaucoup d'abcès et de lymphangites, et des fièvres puerpérales ; il cause en outre des pleurésies purulentes, des arthrites purulentes, des péricardites purulentes, etc., qui en général altèrent l'état général beaucoup plus gravement que les lésions correspondantes à pneumocoques.

Aussi serait-il très important d'avoir contre le streptocoque un sérum constamment efficace.

Dès 1890, H. Roger, aujourd'hui doyen de la Faculté de médecine, avait pu vacciner des animaux avec des cultures de streptocoques atténuées par chauffage, et avait vu que leur sérum avait un pouvoir atténuant susceptible d'être utilisé en thérapeutique contre la fièvre puerpérale.

En 1895, Marmorek prépara un sérum en vaccinant un cheval avec des cultures vivantes à doses progressives. Il employait un streptocoque provenant d'une angine à fausses membranes dont il avait fortement exalté la virulence par passages répétés sur le lapin. Très actif préventivement contre le microbe employé, ce sérum se montra inactif et même nuisible en clinique humaine. Il était naturel d'attribuer cet échec à la pluralité des streptocoques.

En réalité, il est impossible de caractériser des races différentes de streptocoques comme on l'a fait pour le méningocoque et le pneumocoque. Il est très vrai que de très grandes différences peuvent s'observer entre les streptocoques de provenances diverses, tant au point de vue de la morphologie que de la virulence pour les diverses espèces animales, ainsi qu'au point de vue des propriétés microchimiques et biochimiques. Mais on constate que des streptocoques issus d'une même souche arrivent à différer grandement à ces divers points de vue selon les différents milieux de culture ou les différents animaux par lesquels ils ont passé. L'agglutination spécifique qui a permis de distinguer des races de méningocoques et de pneumocoques ne peut aucunement être utilisée ici, car on ne retrouve plus du tout cette spécificité, certains streptocoques sont naturellement agglutinés (*streptococcus conglomeratus*), et ces streptocoques perdent et reprennent cette propriété selon qu'ils ont ou non passé par tel ou tel milieu de culture. L'action sur les divers échantillons de sérums préparés avec chacun d'eux est également tout à fait anarchique et ne permet aucunement une classification. La fixation des sensibilisatrices permet bien de distinguer certains groupes, mais ces groupes n'ont aucune fixité.

Dans ces conditions, Besredka a pensé que le mieux à faire pour préparer un sérum antistreptococcique pour qu'il soit efficace dans le plus grand nombre des cas, était de préparer le cheval donneur pour l'injection intraveineuse de cultures provenant de très nombreux échantillons différents conservés vivants et virulents, et il a réalisé un tel sérum qui est celui que fournit actuellement l'Institut Pasteur. Il s'agit donc d'un sérum multivalent.

L'efficacité de ce sérum dans le cours des infections streptococciques n'est pas évidente. Dans l'infection puerpérale et dans les infections à streptocoques d'origine chirurgicale, dans les lymphangites, dans les phlegmons, il n'a pas été jugé bien actif par les accoucheurs ou les chirurgiens, et ces derniers semblent incliner plutôt à employer les vaccins type Delbet. Dans les angines à streptocoques de la scarlatine, il ne s'est pas montré efficace, pas plus du reste que le sérum monovalent (Moser) préparé uniquement avec des streptocoques d'origine scarlatineuse. Dans l'association streptodiphtérique, la double sérothérapie antidiphtérique et antistreptococcique ne paraît pas beaucoup améliorer les résultats obtenus par le seul sérum de Roux. On peut espérer mieux des cas où le sérum peut être introduit dans une cavité infectée, comme dans les pleurésies et les arthrites purulentes à streptocoques, et les méningites à streptocoques. On emploie la technique indiquée pour les affections correspondantes à pneumocoques et méningocoques.

Dans les broncho-pneumonies et autres complications à streptocoques de la grippe, de la coqueluche et de la rougeole, j'ai eu maintes occasions d'appliquer la sérothérapie à streptocoques, soit chez les militaires en 1915-1918, soit chez les enfants en 1918-1920. L'efficacité ne m'a pas paru s'imposer, du moins quand les sujets arrivaient déjà infectés de streptocoques. Il en a été du reste de même dans les broncho-pneumonies primitives des jeunes enfants. Je dois dire que j'ai le plus souvent employé la sérothérapie sous-cutanée; ce que nous savons maintenant de la façon d'agir des sérums bactériolytiques, qui ont besoin d'être mis en contact avec le microbe, m'engagerait à employer désormais le sérum en injections intraveineuses dilué dans le soluté isotonique de sel marin.

En revanche, j'ai largement employé dans la grippe, la rougeole et la coqueluche, d'une façon systématique, la double sérothérapie pneumococcique et streptococcique à titre préventif. En 1918, recevant dans mon service les grippés militaires souvent très fortement atteints, j'avais prescrit d'injecter à chacun d'eux, dès l'arrivée, 10 centimètres cubes de sérum antipneumococcique et 10 centimètres cubes de sérum antistreptococcique polyvalents de l'Institut Pasteur. Chez ceux qui présentaient déjà de la dyspnée, de l'asphyxie et des pluies de râles dans les poumons témoignant de l'existence d'une broncho-pneumonie les succès ont été rares, et beaucoup de malheureux soldats, spécialement des cavaliers (streptocoques du fumier?) ont ainsi succombé. En revanche, les complications de broncho-pneumonie en cours de maladie chez les sujets arrivés sans infection broncho-pulmonaire grave, ont nettement diminué de fréquence, de gravité, de durée, à partir du moment où la sérothérapie préventive a été instituée. Il en a été de même dans les services de la coqueluche et de la rougeole à l'hôpital des Enfants-Malades. Là je puis apporter des chiffres démonstratifs. En 1919, au service de la coqueluche, chaque entrant, dans le second semestre, a reçu dès l'entrée 5 centimètres cubes de sérum antipneumococcique et autant de sérum antistreptococcique sous la peau; la dose était doublée chez les grands enfants; la mortalité globale avait été de 21,46 p. 100 dans le premier semestre, elle tomba à 12,9 dans le second semestre. Dans le premier semestre, il y avait eu 17,73 p. 100 de broncho-pneumonies avec 12,14 p. 100 de décès par broncho-pneumonie. Dans le second semestre il y eut 6,03 p. 100 de broncho-pneumonies avec 4,31 p. 100 de décès par broncho-pneumonie. Dans quatre cas sur cinq, il s'agissait de broncho-pneumonies existant déjà quand l'enfant avait été amené dans le service. Les seules broncho-pneumonies nées dans le service concernèrent des nourrissons cachectiques, déjà couverts à leur entrée d'abcès sous-cutanés multiples.

M. Barbier a utilisé dans la grippe et la coqueluche des injections préventives mixtes semblables et a déclaré en avoir obtenu de bons résultats.

En 1920, chargé du service de la rougeole à l'hôpital des Enfants-Malades, j'y appliquai de même la sérothérapie préventive mixte; j'ai pu obtenir un pourcentage de mortalité inférieur de plusieurs unités à celui des années précédentes. Les broncho-pneumonies contemporaines de l'éruption et préexistantes par conséquent à l'injection de sérum, sont restées fréquentes et graves, mais les broncho-pneumonies ultérieures ont été rares et ne sont guère devenues mortelles que chez les nourrissons ou les enfants ayant à la fois la coqueluche et la rougeole, et en général déjà gravement infectés dans leurs voies supérieures et leur tube digestif avant leur arrivée dans le service.

Si on peut conserver des doutes sur l'efficacité

curative des sérums antipneumococcique et antistreptococcique autrement que par injection dans les cavités, leur pouvoir *préventif* en injection sous-cutanée paraît hors de conteste.

J'ai également employé au cours de la guerre le sérum antistreptococcique dans les érysipèles à répétition. Certains sujets font, à des intervalles de 4 à 8 ou 10 semaines des retours d'érysipèle, qui reviennent parfois des années durant avec une ténacité désespérante. J'ai eu à soigner au cours de la guerre des soldats atteints d'érysipèle qui en étaient à leur 4e, 5e, voire 12e érysipèle depuis un ou deux ans. Un vieux territorial en particulier que je pouvais suivre de près parce qu'il avait son emploi dans un établissement militaire contigu à l'hôpital, est revenu quatre fois se faire traiter d'un érysipèle de la face modérément fébrile, modérément inflammatoire, dont les poussées étaient séparées par des intervalles qui ne duraient pas plus de six semaines. De nombreuses poussées antérieures avaient précédé les quatre auxquelles j'ai assisté. A la convalescence de la quatrième poussée, douze jours après la chute de la fièvre, j'ai pratiqué cinq injections quotidiennes de 20 centimètres cubes de sérum. L'érysipèle n'a pas reparu dans les 18 mois qui ont suivi. J'ai, dès lors, pratiqué systématiquement le même traitement aux érysipèles récidivants, et dans les cas où j'ai pu avoir des nouvelles des malades, j'ai appris qu'il n'y avait plus eu de rechutes, alors qu'elles se répétaient désespérément quelquefois depuis des années.

Vaccins antistreptococciques. — Les résultats très aléatoires de la sérothérapie antistreptococcique au point de vue curatif dans les septico-pyohémies à streptocoques, devaient engager à substituer la vaccinothérapie à la sérothérapie. L'emploi des stock-vaccins n'est pas sans prêter à critique en raison des variations très grandes dont est susceptible le streptocoque. Toutefois des stocks-vaccins antistreptococciques ont été préconisés. M. Levatidi a préparé un vaccin consistant en cinq échantillons de streptocoques tués par séjour dans un mélange de chloroforme et d'éther et sensibilisés par contact de 4 heures à 38° avec un sérum antistreptococcique. Ce vaccin a été employé pendant la guerre pour le traitement des plaies de guerre infectées. Le Moignic et Sezary ont préparé de même un lipo-vaccin antistreptococcique et Levaditi et Lemaire un lipovaccin mixte (streptocoques, staphylocoques et bacilles de Friedlander).

MM. Boidin et Salimbeni ont proposé un stock-vaccin avec une dizaine d'échantillons de streptocoques isolés chez des érysipélateux gravement atteints et tués par la chaleur. Employé dans les érysipèles graves, dans quelques cas de pleurésies purulentes streptococciques post-érysipélateuses, dans les infections puerpérales, il n'a pas paru à M. Boidin modifier sensiblement la marche de ces maladies. Ce même vaccin s'est également montré inefficace comme préventif des érysipèles à rechutes et M. Boidin conclut qu'il faut orienter les essais vers les auto-vaccins.

MM. Dufour et Debray ont toutefois obtenu avec ce même vaccin la guérison sans opération d'une pleurésie purulente à streptocoques. M. Dufour donne de cette contradiction une explication basée sur des expériences qu'il a entreprises en réalisant chez des animaux des infections chroniques localisées. Pour lui, la vaccinothérapie est inefficace dans la période aiguë des infections, mais elle est susceptible de rendre de grands services dans les manifestations infectieuses chroniques, quand l'organisme, par une première atteinte, est protégé contre les accidents aigus, septicémiques ou mortels, de ces infections. C'est ainsi que la vaccinothérapie antityphoïdique, inefficace dans la période aiguë de la fièvre typhoïde, guérit au contraire les suppurations à bacilles typhiques survenant au cours de la convalescence ; c'est ainsi aussi que la vaccinothérapie antistaphylococcique se montre incapable d'arrêter les progrès de la staphylococcie aiguë généralisée, tandis qu'elle agit très efficacement sur les poussées récidivantes et prolongées de suppurations furonculeuses.

Avant d'en terminer avec la sérothérapie et la vaccinothérapie antistreptococciques, il nous faut dire un mot de leur emploi un peu inattendu dans des maladies qui n'ont rien à voir avec le streptocoque : le lupus et le cancer.

Le lupus est une forme spéciale de tuberculose granulique de la peau, qui, siégeant le plus souvent au visage, défigure les sujets de façon fort disgracieuse et très pénible. On a observé qu'à la suite d'érysipèles survenus spontanément sur de telles lésions, une heureuse amélioration s'était, dans quelques cas, produite. De là l'idée d'injecter à ces malades *in loco* ou à distance soit des cultures tuées ou atténuées de streptocoques, soit des cultures filtrées. Si quelques résultats ont été encourageants, les progrès réalisés d'autre part dans le traitement du lupus par l'emploi des agents physiques, en particulier par la photothérapie et la radiothérapie, ont fait renoncer à un mode de traitement qui n'était peut-être pas sans inconvénient.

Dans le cancer, toute tentative est au contraire justifiée. Il existe dans la science un certain nombre d'observations relatant la rétrocession ou même la guérison, à la suite d'érysipèles intercurrents, d'épithéliomas cutanés de la face ou du pénis, et surtout de sarcomes, quelques-uns à marche rapide, et en récidive après ablation chirurgicale. Aussi, dès avant la découverte du streptocoque, avait-on essayé de contagionner les cancéreux par le contact avec des érysipélateux ou en transportant de l'un à l'autre les matériaux de pansement. Quand Fehleisen eut en 1882 découvert le streptocoque, il l'inocula par scarification à des cancéreux. Sur cinq cas il obtint une fois la disparition complète d'un carcinome récidivé du sein, après érysipèle provoqué. Dans les quatre autres cas, il n'y eut qu'amélioration passagère.

Coley, en injectant des cultures de streptocoques dans un sarcome récidivé du cou, a obtenu, à la suite de l'érysipèle ainsi provoqué, la désagrégation et la disparation persistante de la tumeur.

Mais, à côté de ces faits encourageants, on a vu le même traitement sembler donner un coup de fouet au cancer, ou être l'origine de septicémies à streptocoques ou d'accidents graves. Aussi on a abandonné l'inoculation de streptocoques virulents pour injecter des cultures tuées ou filtrées.

Coley a employé des cultures de streptocoques dont la virulence est augmentée selon la méthode d'H. Roger par l'association avec le *Bacillus prodigiosus*. L'injection de telles cultures tuées par chauffage se serait montré efficace, sinon dans les cancers épithéliaux, au moins dans les sarcomes. D'après M. H. Roger, des recherches récentes semblent démontrer que l'action curative appartient, non au streptocoque, mais au *Bacillus prodigiosus*.

Vaccinothérapie antistaphylococcique.

Le staphylocoque, coccus qui se groupe en forme de « grappe de raisin » (c'est là le sens du mot grec *staphylos*), a été découvert dès 1880 par Pasteur dans le pus du furoncle. Mais, comme le streptocoque, on le retrouve dans des affections nombreuses. Il est l'agent le plus habituel des suppurations de la moelle osseuse, ou ostéo-myélites ; on le retrouve dans les suppurations les plus diverses, impétigo, acné, panaris, abcès sous-cutanés multiples, suppurations profondes. Enfin, il peut, comme le streptocoque, causer des septicémies graves, avec présence dans le sang de staphylocoques circulant.

L'obtention de sérums antistaphylococciques s'est heurtée aux mêmes difficultés que celle des sérums antistreptococciques. Nous n'y insistons pas. En revanche, les vaccins staphylococciques donnent dans certains cas les résultats les plus heureux.

Les septicémies généralisées aiguës à staphylocoques, avec fièvre élevée continue, frissons, délire, si elles sont la forme la plus grave de l'infection staphylococcique, ne sont malheureusement pas celle qui obéit le plus à la médication. Ce que nous avons vu de l'infection sanguine à streptocoques se retrouve pour le staphylocoque. Toutefois ce dernier tue moins rapidement, engendre plus volontiers des formes prolongées, passant à l'état chronique; alors la fièvre devient moins régulière, intermittente, et des abcès multiples se forment çà et là. L'infection se localise; mais les localisations en sont parfois si multiples ou si profondes qu'il est impossible de penser à ouvrir au bistouri tous les foyers de suppurations. Quand l'infection d'abord généralisée a ainsi tendance à se localiser, l'heure de la vaccinothérapie est arrivée. On peut employer des stock-vaccins; mais l'auto-vaccin, c'est-à-dire le vaccin préparé avec le microbe même recueilli sur le malade et cultivé, donnera de meilleurs résultats si la proximité d'un laboratoire et la tendance de la maladie à la chronicité donnent le loisir et le temps d'avoir recours à cette méthode plus efficace mais plus lente.

Dans l'ostéomyélite, la méthode des stock-vaccins et mieux encore de l'auto-vaccin donne également des résultats. Toutefois, dans les formes suraiguës, à allure typhoïde, à fièvre élevée continue, l'action de la vaccinothérapie est peu manifeste, et la conduite à tenir est l'ouverture précoce du foyer osseux par trépanation de l'os. Au contraire, dans les formes subaiguës, avec tendance à localisation et limitation du foyer suppuré, la vaccinothérapie trouve son indication. M. Grégoire recommande alors d'injecter d'emblée un dixième de centimètre cube de stock-vaccin, auquel on pourra substituer les jours suivants l'auto-vaccin s'il a été possible d'obtenir une culture. On évite souvent ainsi l'incision, car le foyer se résorbe peu à peu jusqu'à complète disparition. Si toutefois du pus se collecte, on incise ou simplement on ponctionne dès qu'il est bien collecté, et la suppuration se tarit beaucoup plus vite que dans les cas non traités par le vaccin (Ombrédanne, Grégoire, J. Marais).

Mais c'est dans les poussées interminables de furoncles multiples et récidivants que la vaccinothérapie staphylococcique a trouvé son triomphe. Certaines personnes, hommes ou femmes, ont littéralement leur vie empoisonnée, des mois et des années durant, par des furoncles à répétition, se succédant sans intervalles ou à courts intervalles, tantôt sur une région de leur corps, tantôt sur une autre. Les médications internes, y compris la levure de bière, les régimes, les purgatifs, la diète, les désinfectants généraux et locaux, s'ils amènent parfois une sédation et la guérison, sont dans d'autres cas complètement inefficaces. Dans ces cas rebelles, la vaccinothérapie apporte le plus souvent la guérison vainement recherchée jusque-là.

Il vaut mieux employer, quand faire se peut, l'auto-vaccin. A défaut, on emploiera des stock-vaccins dont il existe plusieurs préparations.

L'Institut Pasteur met actuellement en vente un vaccin staphylococcique constitué de staphylocoques provenant de plusieurs souches et tués par chauffage pendant une heure à la température la plus basse susceptible d'amener la mort du microbe. La dilution est faite de telle façon que chaque centimètre cube contienne quatre milliards et demi de staphylocoques dorés et un milliard et demi de staphylocoques blancs. On injecte tous les deux jours des doses progressives allant, pour 12 injections, de 1 milliard et demi à la première, à dix milliards à la douzième.

MM. Nicolle et Blaizot emploient des cultures de staphylocoques tués par lavages répétés dans une solution diluée de fluorure de sodium. Ce vaccin fluoré est dosé à 250 millions par demi-centimètre cube et dilué pour l'emploi dans de l'eau salée isotonique. Il est donc beaucoup moins riche en microbes que le précédent, tout en paraissant également efficace. On en injecte un demi-centimètre cube tous les deux jours.

MM. Ranque, Senez et Fiessinger emploient un vaccin iodé préparé en mélangeant à 10 centimètres cubes d'émulsion de staphylocoques contenant cinq milliards de germes, vingt gouttes de solution iodo-iodurée à 1 p. 200. On attend trente minutes; on ajoute trois gouttes de solution d'hyposulfite de soude à 2 p. 100 et on répartit en ampoules dont on injectera un demi-centimètre cube le premier jour et le second jour, un centimètre cube le troisième jour, puis un et demi, deux. Il n'y aura, en général, pas besoin d'aller plus loin.

La technique pour la préparation de l'auto-vaccin antistaphylococcique a été fixée par M. Mauté et par M. Sabouraud de la façon suivante en ce qui concerne la furonculose à répétition.

Il faut attendre qu'un furoncle arrivé à maturation contienne du pus bien collecté. On soulève alors la croutelle de façon à donner issue au pus par le moyen d'une aiguille de platine stérilisée en l'ayant portée au rouge, ou on incise avec un bistouri stérilisé; on recueille avec une pipette stérile quelques gouttes de pus et on ensemence sur gélose glycosée et maltosée. Au bout de vingt-quatre heures, recueillir la culture par raclage de la surface de la gélose et l'émulsionner dans de l'eau salée isotonique en agitant avec un agitateur stérile jusqu'à ce que l'émulsion soit bien homogène. Chauffer alors à 56° pendant une heure, et une seconde fois vingt-quatre heures après; additionner d'eau isotonique de façon à amener le nombre de germes à 500.000 par centimètre cube. Répartir en ampoules et chauffer de nouveau une heure à 56°. On injecte d'abord un quart de centimètre cube, cinq jours après un demi, puis 1 et au besoin 2 et même 3 (Mauté). Une préparation plus rapide consiste à stériliser en une seule fois par chauffage d'une heure à 62°-65° (Sabouraud), ce qui permet de faire la première injection trente heures après la prise du pus.

Dans les anthrax étendus, inflammatoires et douloureux, où il y a intérêt à agir vite, M. Mauté pratique d'emblée une injection intraveineuse de stock-vaccin de 10 millions de germes, et la renouvelle les jours suivants en augmentant au besoin progressivement la dose, jusqu'au moment où l'auto-vaccin est prêt et peut être substitué au stock-vaccin.

M. Mauté a préparé des stock-vaccins spécialisés, obtenus avec du staphylocoque de furoncle, ou d'anthrax, ou d'acné, ou d'ostéomyélite, ou de septicémie et destinés à être employés électivement dans l'une ou l'autre de ces affections.

Les résultats sont presque toujours radicaux dans les furoncles et anthrax à répétition. Ils seraient plus aléatoires dans les suppurations cutanées superficielles et secondaires telles qu'impétigo, sycosis, acné, folliculites, ainsi que dans les abcès du sein.

M. Guinon et Mlle de Pfeffel ont obtenu par le même procédé de bons résultats dans les abcès sous-cutanés multiples du nourrisson.

CHAPITRE VIII

SÉROTHÉRAPIE ET VACCINOTHÉRAPIE ANTITYPHOÏDIQUES, ANTICOLIBACILLAIRES ANTIDYSENTÉRIQUES

La *fièvre typhoïde*, travaux de Chantemesse et Widal, sérums antityphoïdiques.

Vaccination préventive contre la fièvre typhoïde; premiers emplois sur les troupes expéditionnaires coloniales; généralisation et efficacité de cet emploi pendant la guerre; vaccins T. A. B.; faut-il vacciner la population civile? oui dans les centres endémiques ou en cas d'épidémie.

Vaccinothérapie curative inefficace dans la phase septicémique, efficace dans les suppurations localisées compliquant la convalescence.

Les colibacilloses et paracolibacilloses : en raison de la multiplicité des races, seul l'autovaccin est dans ces affections susceptible d'avoir une efficacité.

Les dysenteries : les dysenteries à amibes et à flagellés relèvent de la chimiothérapie; il n'en est pas de même des dysenteries bacillaires. Sérum de Vaillard et Dopter. Bacilles atypiques. Médication préventive : vaccins antidysentériques. — Le bactériophage de d'Hérelle.

Sérothérapie et vaccinothérapie antityphoïdiques.

La fièvre typhoïde est une maladie spécifique causée par un microbe spécial, qui se transmet par ingestion, en particulier par ingestion d'eau contaminée par des déjections de sujets malades ou de convalescents porteurs de germes. Ce bacille typhoïdique vit d'abord dans l'intestin, envahit les parois de cet organe, spécialement au niveau des plaques lymphoïdes qui s'y trouvent. Ces plaques se tuméfient et ont tendance à s'ulcérer.

Dès avant cette phase ulcéreuse, l'organisme réagit contre la maladie par de la fièvre progressive, des modifications de la composition du sang dans lequel les leucocytes polynucléaires diminuent, et un état d'intoxication spécial avec tuméfaction de la rate et apparition sur l'abdomen de taches rosées dues à des embolies de microbes dans les capillaires cutanées. Au bout de quelques semaines, si la mort n'est pas survenue, la fièvre baisse progressivement et la convalescence survient.

Sérothérapie antityphoïdique. — Malgré l'importance de la fièvre typhoïde dans la pathologie européenne, la sérothérapie antityphoïdique n'a nullement pris une extension en rapport. C'est d'abord, qu'au point de vue préventif, elle est infiniment moins à recommander que la vaccination laquelle est à la fois beaucoup plus efficace et d'une action beaucoup plus durable. C'est ensuite qu'au point de vue curatif elle n'a jusqu'à présent conduit qu'à des résultats assez restreints.

Pourtant de très nombreuses tentatives ont été faites pour obtenir un sérum actif. Chantemesse et Widal ont donné le moyen d'exalter la virulence du bacille typhoïdique et d'obtenir en partant de ce bacille virulent, un liquide de culture fortement toxique. En inoculant des chevaux avec cette toxine, Chantemesse a obtenu un sérum antitoxique; ultérieurement il a varié le mode de préparation en injectant aux chevaux déjà immunisés par injection de toxine des microbes vivants et virulents, et il a obtenu un sérum antimicrobien. Expérimentalement, le sérum de Chantemesse neutralise la toxine typhique dans un mélange toxine sérum, il stérilise les milieux de culture, il prémunit l'animal contre l'action pathogène du bacille typhoïdique. Chez le malade humain, il élève l'indice opsonique (Milhit), provoque l'hyperleucocytose, et assez souvent, après une phase passagère de réaction hyperthermique qui oblige à n'employer que des doses minimes (un dixième ou un quart de centimètre cube), il provoque une chute de température qui toutefois bien souvent n'est pas durable. Aussi a-t-on à peu près renoncé aujourd'hui à l'emploi de ce sérum au cours des fièvres typhoïdes, du moins à la phase aiguë.

Pour ma part, j'ai eu occasion au moment de la vogue du sérum Chantemesse de remplacer à l'hôpital Bretonneau pendant une épidémie de fièvre typhoïde, en même temps Josias qui appliquait dans son service le traitement par le sérum et Sevestre qui s'en abstenait. J'ai continué dans chaque service les méthodes qui y étaient en usage. J'ai eu la confirmation que le sérum ne changeait que très momentanément l'allure de la maladie, et je n'ai vu de différence ni au point de vue de la rapidité de la guérison, ni au point de vue de la mortalité qui a été nulle par l'une comme par l'autre méthode (ce qui n'a du reste rien de merveilleux, étant donné que j'observais dans un hôpital d'enfants et que la fièvre typhoïde est sauf exception bénigne à cet âge).

Dans les séquelles chroniques de la fièvre typhoïde, en particulier dans les ostéo-périostites typhiques, qui parfois s'éternisent si longtemps, le sérum injecté *in loco* amène au contraire une guérison rapide (Chantemesse, Rathery). Dans les formes avec nécrose osseuse, le sérum ne supplée pas à l'ablation chirurgicale des séquestres, mais à la suite de l'opération empêche la fistulation. Nous verrons que le vaccin (microbes tués) injecté sous la peau, donne également dans ces cas de bons résultats (Dufour, Sicard, Emile Weil).

De nombreux auteurs ont varié la technique de Chantemesse en expliquant son échec par des considérations diverses (endotoxines, bactério-lyse, anaphylaxie, etc.). Ils ont cherché, les uns à obtenir un sérum surtout anti-endotoxique (Besredka) ou surtout opsonisant. Les résultats n'ont pas été convaincants. Toutefois le sérum de Rodet et Lagriffoul, obtenu par injection intra-veineuse de cultures sur milieu liquide, filtrées de façon à obtenir surtout un sérum antitoxique, aurait montré une certaine activité qui encourage à poursuivre les essais dans cette voie.

Il y aurait en outre lieu d'obtenir par un moyen semblable les sérums paratyphoïdiques A et B. Quant à un sérum polyvalent à la fois contre la fièvre typhoïde et les deux fièvres paratyphoïdes A et B, il ne semble pas qu'il y ait lieu de le rechercher. Dans la grande majorité des cas la séro-réaction agglutinative de Widal permet de déterminer rapidement à laquelle des trois maladies on a affaire, et, à la rigueur, si les circonstances empêchent cette recherche, le mélange extemporané des trois sérums pourrait être utilisé.

Vaccinothérapie antityphoïdique. — La sérothérapie antityphoïdique ne donne pas de résultats assez constants et assez évidents pour qu'on puisse, comme pour la diphtérie, s'en tenir à ce moyen de lutte. On a donc cherché une solution plus pratique du côté de la vaccinothérapie. Nous parlerons d'abord de la vaccinothérapie préventive qui est de beaucoup la plus intéressante.

L'observation avait montré de tout temps qu'une première atteinte de fièvre typhoïde confère une immunité presque absolue vis-à-vis d'une nouvelle infection. C'est pourquoi dans les pays où la fièvre typhoïde est endémique, les indigènes paraissent indemnes, tandis que les immigrants paient dès leur arrivée un fort tribut au mal (1) ; c'est que les premiers ont été vaccinés par des atteintes de la maladie au cours de leur enfance, âge auquel la maladie prend une forme si bénigne que les anciens auteurs, n'y reconnaissant pas la fièvre typhoïde, l'en distinguaient par le nom de *fièvre muqueuse*.

Ceci explique que la fièvre typhoïde est particulièrement fréquente au cours et à la suite de déplacements, voyages, villégiatures, et que de grandes épidémies s'observent dans les expéditions militaires, dans les troupes en marche et surtout dans les grandes guerres. C'est pourquoi la vaccination antityphoïdique a été appliquée tout d'abord aux troupes expéditionnaires coloniales, puis, en présence des résultats favorables obtenus, aux jeunes soldats dès leur incorporation. Dans la récente guerre, la vaccination antityphoïdique a arrêté net un début de très grave épidémie extensive, menaçant d'être bien plus meurtrière encore qu'en 1870-1871.

La démonstration expérimentale de l'efficacité de la vaccination préventive à l'aide des cultures tuées par la chaleur est due à Chantemesse et Widal. Ils employaient des cultures de bacilles

1. Il en est ainsi actuellement au Maroc sur les non-vaccinés. Il en était ainsi à Paris autrefois. Depuis que l'eau de sources choisies entre mille et quotidiennement surveillée et vérifiée a été amenée à Paris suffisamment pour fournir une ration quotidienne de 120 litres par tête, la fièvre typhoïde a disparu à Paris ; on n'y voit plus que des cas importés, comme on le voit quand on se donne la peine de rechercher l'origine de la contamination.

typhoïdiques tués par une chaleur de 53° prolongée pendant une heure.

Ce sont également des cultures sur eau peptonée stérilisées par la chaleur qui ont servi à Wright et Leishman de vaccin pour le premier essai en grand de vaccination préventive humaine en Angleterre et aux Indes. Dans l'armée des Indes les vaccinés ont donné une morbidité de 7,29 pour 1.000 avec une mortalité de 1,20, tandis que les non-vaccinés ont donné 21,5 de morbidité avec 4,08 de mortalité. Le résultat était encourageant sans être parfait puisqu'un certain nombre de vaccinés prenaient cependant le mal et ne faisaient pas une maladie moins grave, au contraire (18,9 de morts sur 100 typhoïdiques vaccinés, au lieu de 16,4 sur 100 typhoïdiques non-vaccinés).

En France, la vaccination antityphoïdique fut appliquée d'abord aux troupes expéditionnaires du Maroc que la fièvre typhoïde décimait gravement. Les vaccinations furent faites soit avec le vaccin de Chantemesse et Widal, soit avec des cultures préparées par le procédé de Vincent (émulsion dans un soluté isotonique de chlorure de sodium de cultures de bacilles typhiques sur gélose âgées de 24 heures; agitation avec de l'éther; au bout de 24 heures, mise en ampoules après action du vide pour éliminer l'éther). Les résultats furent tels que la fièvre typhoïde devint très rare chez les vaccinés.

Au début de la grande guerre, les troupes, réunies en hâte, portées rapidement sur le front, et de suite gravement surmenées et moralement affectées par la retraite sur la Marne, furent très gravement frappées par la fièvre typhoïde. La fréquence de la maladie devint telle qu'un désastre se préparait par la fonte rapide des effectifs. La vaccination s'imposait et fut dès lors pratiquée en grand. Tous les hommes envoyés en renfort au front furent préalablement vaccinés; les troupes en campagne reçurent également le vaccin dès qu'on put profiter de moments de repos. En janvier 1915, la mesure fut généralisée à toute l'armée.

Le résultat fut rapidement des plus heureux : toutefois trop de nos soldats devaient encore être évacués pour fièvres d'apparence typhoïde. Mais les analyses bactériologiques prouvèrent que la majorité de ces affections n'étaient plus la véritable fièvre typhoïde, mais des infections voisines, dues à des microbes différents, et appelées fièvres paratyphoïdes. Il en est de deux espèces, dues à deux microbes distincts, dénommés bacille paratyphique A et bacille paratyphique B. Les hommes qui buvaient des eaux malsaines ne s'infectaient plus de bacille typhique, puisqu'ils étaient vaccinés contre lui, mais étaient en revanche la proie des bacilles paratyphiques coexistant dans les mêmes eaux. En juillet 1915, les fièvres paratyphoïdiques étaient devenues très fréquentes.

Il devenait nécessaire d'assurer la défense contre ces maladies au même titre que contre le bacille typhoïdique. Déjà H. Vincent avait employé un vaccin T.A.B. c'est-à-dire contenant à la fois les trois microbes, typhoïdique, para A et para B. Le vaccin mixte de Vincent, stérilisé par l'éther contient par centimètre cube 1.250.000 cadavres de bacilles typhoïdiques, et 625.000 de chacun des deux para A et B.

Widal et Salimbeni préparèrent en grand un vaccin T.A.B. obtenu par mélange de cultures stérilisées par une température de 56° maintenue une heure. Chaque centimètre cube contient 1.800.000 cadavres de bacilles typhoïdiques, et 1.200.000 de chacun des deux para A et B.

En principe, il vaut mieux commencer par injecter une petite dose de vaccin, puis faire des réinjections plus fortes. On réduit à néant, quand on agit ainsi, les malaises parfois légèrement fébriles qui sont susceptibles de se produire dans la journée qui suit l'injection; toutefois, les nécessités militaires ont conduit à diminuer le nombre des injections à 3, puis à 2; on a même vu qu'aux sujets robustes et sains, on peut sans crainte de réaction vraiment nuisible injecter d'emblée deux centimètres cubes de vaccin de Vincent, ou un centimètre cube et demi de vaccin de Widal; chez les sujets malingres, ou douteux, il vaut mieux faire deux injections de 1 et de 2 centimètres cubes à 4 à 7 jours de distance; chez les sujets entachés de tuberculose, il vaut mieux s'abstenir, ou, en cas de nécessité, ne vacciner qu'avec une prudente progression, car des poussées congestives autour des points tuberculisés ont parfois suivi la vaccination [1].

Quand toutes les troupes eurent été vaccinées les fièvres typhoïdes et paratyphiques devinrent très exceptionnelles. Chargé pendant la guerre d'un service de contagieux militaires à l'hôpital Andral, je vis en 1916 les entrées pour fièvre typhoïde diminuer de telle sorte que quelques lits seulement continuèrent à être affectés à cette maladie. La majorité était occupée par des soldats qui, pour une raison ou pour une autre, n'avaient pas été vaccinés. Je continuai cependant à recevoir environ un ou deux vaccinés chaque mois atteints de fièvre soit typhoïde, soit paratyphoïde. Mais comme la presque totalité des militaires avait alors subi la vaccination, la morbidité était en somme infime chez les vaccinés.

Dans les dernières années de la guerre la mor-

1. Je dois dire un mot du procédé du *lipovaccin antityphoïdique* (Le Moignic, Pinoy et Sézary), qui, comme pour le vaccin antigonococcique des mêmes auteurs, permettrait d'injecter en une seule fois une dose efficace chez tous les sujets. Les cultures tuées par la chaleur sont centrifugées ce qui permet d'obtenir un magma de bacilles au fond du tube; le liquide aqueux surnageant est évacué, le magma de bacilles est incorporé à un excipient huileux tel qu'en injectant un centimètre cube de cette huile, on injecte 2 milligrammes de T, 1,75 de A, et 1,75 de B. Comme le vaccin huileux est résorbé beaucoup moins rapidement que le vaccin aqueux, les toxines ne diffuseraient que peu à peu dans l'organisme; la nocivité éventuelle du vaccin serait ainsi annihilée sans que son efficacité soit diminuée.

talité par fièvre typhoïde dans l'armée est tombée presque à néant. Si on se rappelle que dans les guerres antérieures cette maladie avait fait plus de victimes que le canon, on jugera quel progrès a réalisé la vaccination antityphoïdique dans l'armée.

Combien de temps la vaccination immunise-t-elle? Il est impossible encore d'apporter à cette question une réponse précise. Même actuellement, 5 ou 6 ans après la vaccination, les hôpitaux ne voient pour ainsi dire pas de sujets mâles adultes atteints de fièvre typhoïde, tandis que les femmes sont aussi frappées qu'avant la guerre (Chauffard). Cela prouve que l'efficacité de la vaccination se maintient, et les quelques cas de fièvre typhoïde observés chez des vaccinés plus ou moins long-temps après la vaccination sont trop rares pour infirmer la règle générale.

En raison de l'efficacité et de la presque absolue inocuité du vaccin, y a-t-il lieu d'en préconiser l'emploi dans la population civile? Il faut faire une distinction. Dans les localités approvision-nées d'eau de source venant de la profondeur (ce qui se reconnaît à la constance de la température de la source quelle que soit la saison), surtout si par surcroît le périmètre de réception de la source est médicalement surveillé et l'eau quotidienne-ment analysée comme à Paris, la vaccination est certainement superflue, la prophylaxie étant assurée par une autre méthode.

Dans les localités mal approvisionnées en eau potable, et où la fièvre typhoïde est endémique, il n'y a pas à hésiter à vacciner la population. De même avant d'entreprendre un voyage susceptible de faire séjourner ou simplement s'arrêter et boire dans des localités suspectes. A plus forte raison encore en cas de départ pour les colonies.

Rappelons que dans sa séance du 12 avril 1921, l'Académie de Médecine, sur la proposition d'une commission nommée sur l'initiative de M. Chauffard, a voté les conclusions suivantes : « Il y a lieu de recommander et propager l'emploi des vaccins T.A.B., particulièrement dans les villes et localités où la fièvre typhoïde est endémique, ou en cas d'épidémie. Dans ce dernier cas, la vaccination doit être généralisée et appliquée même aux enfants et aux vieillards ».

Vaccinothérapie curative. — Comme traitement de la fièvre typhoïde déclarée, y a-t-il lieu d'employer le vaccin? L'emploi dans ce but des vaccins ci-dessus mentionnés ne semble pas avoir donné de résultats bien probants dans la période septicémique. Plus d'espoir a été fondé sur l'aborption par la bouche de cultures stérilisées (éntéro-vaccin de Lumière, vaccin de L. Fournier et A. Schwartz stérilisé par la chaleur à 105°) sans qu'on puisse toutefois poser encore sur eux des conclusions favorables définitives.

Il n'en est pas de même des localisations secondaires de l'infection typhique. Après la phase de maladie généralisée, ou phase septicémique, il survient dans quelques cas, au cours de la convalescence, des complications locales résultant d'une pullulation de bacilles typhiques, soit dans un muscle (myosite typhique du muscle grand droit de l'abdomen ou des muscles du mollet), soit dans un os long des membres ou dans une côte (ostéite typhique), soit dans la vésicule biliaire (cholécystite typhique). Dans ces cas l'injection de 1 centimètre cube de vaccin le premier jour, 2, puis au besoin 3 après un ou deux jours d'intervalle, ont amené la guérison d'inflammations ou de suppurations qui se prolongeaient (Dufour, Sicard, Émile Weil). A plus forte raison quand la vaccinothérapie est précoce. J'ai, pour ma part, vu avorter sans suppuration une ostéite costale survenue chez un enfant de 9 ans au douzième jour d'une convalescence de fièvre typhoïde hémorragique grave. Après quatre jours pendant lesquels la douleur, la tuméfaction locale et la fièvre n'avaient cessé d'augmenter, une injection de 1/2, puis de 1, puis de 2 centimètres cubes de vaccin de l'Institut Pasteur amenèrent la guérison rapide. Il faut naturellement dans ces cas employer, non plus le vaccin mixte T.A.B., mais le vaccin typhoïdique pur.

Sérothérapie et vaccinothérapie anticolibacillaires.

Les bacilles typhiques et paratyphiques font partie du grand groupe des bacilles colimorphes, c'est-à-dire voisins du *bacillus coli communis* ou *coli bacille*. Le moment est donc venu de parler de ce dernier.

On sait que, bien qu'hôte normal de l'intestin de l'homme adulte, il est souvent responsable de méfaits nombreux et graves et qu'il faut lui attribuer en particulier nombre d'infections de voies urinaires. Dans les cas où le colibacille est ainsi devenu pathogène, le sérum du malade agglutine fortement le coli recueilli dans l'organe malade, mais nullement les autres coli. On a toutefois signalé certaines épidémies limitées d'entérites à coli dans lesquelles le sérum de chaque malade agglutinait, non seulement son propre coli, mais aussi ceux des malades voisins. Il semble dans ce cas qu'il y a eu contagion de sujet à sujet par un même coli ayant pris la propriété pathogène. Puisqu'on voit très souvent la propriété agglutinante et la propriété curative du sérum se développer, sinon parallèlement, du moins dans le même sens, il est à craindre que le sérum obtenu avec un coli n'agisse pas sur d'autres coli. Il faudrait un sérum préparé avec de très nombreuses races comme pour le streptocoque. Comme le sérum préparé contre un microbe aussi hautement spécifique que le bacille typhoïdique n'a montré qu'une efficacité douteuse, il était à craindre qu'il en soit à beaucoup plus forte raison de même pour un microbe à races d'agglutination aussi multiples que le coli et on comprend que la recherche d'un sérum ait été jusqu'à présent négligée.

Pour la même raison, il n'est guère possible de compter, dans les colibacilloses, sur l'efficacité de stock-vaccins. L'identification du bacille, nécessaire pour utiliser la race correspondante, ne serait du reste pas moins longue et serait plus aléatoire que la préparation d'un auto-vaccin. C'est donc, à l'auto-vaccin qu'il faut recourir, et c'est surtout dans les infections chroniques qu'on pourra juger de l'efficacité de cet auto-vaccin. La vaccinothérapie donne des résultats dans certaines infections urinaires d'origine centrale et généralisées; elle est moins active dans les infections locales (Legueu).

Mauté a vu que la simple émulsion microbienne ne peut que difficilement être employée à doses suffisantes parce que son injection sous-cutanée produit des réactions générales trop intenses (fièvre, frissons, douleurs articulaires). Ces inconvénients disparaîtraient si on emploie ce que Mauté appelle le *vaccin coli-soude*, qu'il prépare de la façon suivante : à une solution au dixième de lessive de soude à 36°, on ajoute dix milligrammes du coli isolé (poids humide). Au bout de 12 à 24 heures à 37°, on obtient une solution limpide que l'on neutralise exactement par l'acide chlorhydrique et qu'on additionne de 5 p. 1.000 d'acide phénique. Mauté injecte 1 centimètre cube de ce vaccin tous les 3 jours par séries de 6 à 7 injections. Il aurait toujours obtenu une amélioration de l'état général et parfois la disparition du coli après plusieurs séries d'injections.

Il va sans dire que la même méthode s'applique aux affections paracolibacillaires; en effet de même qu'à côté du bacille typhoïdique légitime, il existe des bacilles paratyphoïdes qui n'en diffèrent que par de très légères nuances, de même, à côté du coli-bacille typique, en dehors même des races que l'agglutination permet de distinguer dans l'espèce colibacille, on décrit des paracolibacilles, qui se distinguent de la forme typique par des nuances biologiques (possibilité ou impossibilité de faire fermenter certains sucres et certaines autres substances). Tel le bacille de Morgan, qui a été isolé dans des épidémies de diarrhée estivale et de diarrhée dysentériforme (on l'a retrouvé en particulier dans les dysenteries du corps expéditionnaire des Dardanelles), le bacille de Castellani qui en est très voisin, le bacille de la psittacose, de Gilbert et Fournier, qui se rapproche du paratyphique B, etc.

Sérothérapie et vaccinothérapie antidysentériques

Sérothérapie antidysentérique curative. — On sait que le terme dysenterie a été appliqué à un ensemble morbide caractérisé par des selles glaireuses et sanglantes répétées, en rapport avec des altérations nécrotiques et ulcéreuses de la muqueuse du gros intestin. Un tel ensemble morbide est réalisé dans plusieurs maladies distinctes. Il faut séparer : 1° la *dysenterie amibienne*, due à la pullulation dans le gros intestin d'amibes pathogènes spéciaux (*amœba dysenteriœ*). Cette maladie, endémique dans les pays exotiques, y cause de grands ravages ; elle évolue chroniquement et se complique fréquemment d'abcès du foie ; elle ne se manifeste guère dans les pays tempérés que par des cas d'importation qui ne deviennent pas l'origine d'épidémies extensives ; 2° d'autres dysenteries à protozoaires, dans lesquelles on trouve en grand nombre dans l'intestin certains parasites flagellés ou ciliés, parmi lesquels *Balantidium coli, Cercomonas intestinalis, Lamblia intestinalis* ; plus rares et moins contagieuses que la précédente, ces dysenteries prennent le plus souvent la forme subaiguë à rechutes ; 3° une *dysenterie* dite *bacillaire* épidémique non seulement dans les pays chauds, mais dans nos pays et particulièrement fréquente dans les agglomérations humaines subissant des conditions hygiéniques défectueuses ; contrairement aux précédentes, elle évolue de façon aiguë, avec fièvre élevée. Elle reconnaît pour cause l'infection du gros intestin par un bacille spécifique découvert par Chantemesse et Widal en 1888.

La dysenterie bacillaire provoque l'apparition, dans le sérum des sujets atteints, de modifications se traduisant par la propriété de ce sérum d'agglutiner le microbe infectant et d'agir sur lui préventivement et curativement. La sérothérapie est donc légitime contre elle. Au contraire les dysenteries à protozoaires ne provoquent pas de telles aptitudes du sérum et d'autre part sont attaquées avec une grande efficacité par des médications chimiques telles que l'émétine (Roggers, Chauffard) et les arsénobenzols (Milian, Ravaut). Nous n'avons à nous occuper ici que de la dysenterie bacillaire.

Le bacille de la dysenterie bacillaire est un petit bâtonnet court, semblable au coli bacille comme forme, mais un peu plus épais, moins mobile, ce qui s'explique par l'absence de cils, et moins susceptible de donner des formes longues dans les vieilles cultures. En cultures sur bouillon, ce bacille élabore une toxine qui n'apparaît dans la partie liquide de la culture qu'après trois semaines mais qu'on peut obtenir identique beaucoup plus rapidement par les procédés divers dissolvant les corps microbiens. Il s'agit donc d'une endotoxine. C'est à elle qu'est due la puissance du microbe, car l'injection de cultures tuées en quantité suffisante provoque les mêmes symptômes et les mêmes lésions que l'inoculation d'une culture vivante. En injectant une petite quantité de celle-ci sous la peau d'un lapin ou d'un jeune chien, on reproduit chez eux les selles caractéristiques et les ulcérations typiques du gros intestin.

Les propriétés du bacille dysentérique font comprendre que le sérum efficace contre lui doit être un sérum à la fois antiendotoxique et antimicrobien. Vaillard et Dopter ont obtenu un tel sérum par l'injection progressive au cheval de cultures vivantes dans la veine. En raison de la sensibilité de cet animal au microbe dysentérique il faut injecter d'abord une faible dose d'un quart de centimètre cube et attendre une semaine pour injecter une nouvelle dose de 1/2 centimètre cube puis 1, 2, 3 et jusqu'à 50 c.m.c. de semaine en semaine. Au bout de ce temps le sérum de l'animal injecté au lapin à la dose d'un demi-centimètre cube le prémunit contre les conséquences de l'injection d'une dose de culture supérieure à la dose mortelle. Il se forme seulement à l'endroit de l'injection un œdème considérable, riche en globules blancs qui englobent en leur intérieur les microbes dysentériques; l'état général est peu altéré; au contraire, chez les témoins l'action locale est très atténuée, mais déjà au bout de quelques heures, la diarrhée glaireuse et sanguinolente caractéristique apparaît, l'état général s'altère et la mort survient en deux ou trois jours. Cette expérience montre bien que le sérum agit en excitant la résistance locale de l'organisme et la phagocytose *in situ*.

Quand l'injection microbienne est antérieure à l'injection sérique, celle-ci agit encore quand l'intervalle ne dépasse pas vingt-quatre heures et l'animal guérit après une courte maladie; si on attend plus de quarante-huit heures, au contraire la plupart des animaux périssent.

Dans l'espèce humaine, l'action préventive et curative du sérum est encore plus marquée car l'homme est moins réceptif au bacille dysentérique que le lapin. Une dose de 40 centimètres cubes de sérum, portée à 100 dans les cas déjà anciens ou particulièrement graves, et renouvelée les jours suivants pour peu que l'amélioration tarde à s'accentuer, permet de guérir le plus grand nombre des malades, en associant toutefois au sérum le balayage constant du tube digestif par l'usage du sulfate de soude, qui a pour effet de provoquer un afflux de bile dans l'intestin et d'amener ainsi le retour de selles bilieuses. Le calomel peut succéder au sulfate de soude après quelques jours. Enfin les injections d'eau salée physiologique caféinée ou adrénalinée aident à remonter l'état général défaillant. Chez les enfants au-dessous de deux ans, beaucoup plus sensibles que l'adulte, et moins résistants, le pronostic est sérieux pour peu que le sérum ne soit pas intervenu dès le début de la maladie ; il faut réchauffer l'enfant par des bains tièdes et multiplier les injections sous-cutanées d'eau salée et d'huile camphrée.

Une réserve doit être faite sur l'action du sérum. Un certain nombre de dysenteries sont rebelles au sérum, non seulement les dysenteries amibiennes ou flagellaires, mais même certaines dysenteries bacillaires. C'est qu'à côté du bacille dysentérique légitime, bacille de Chantemesse et Widal, ou bacille de Shiga, du nom de l'auteur japonais qui en a bien spécifié les caractères, existent un certain nombre de bacilles dysentérigènes qui diffèrent du premier, non seulement parce qu'ils ne sont pas agglutinés par le sérum des malades, ni par le sérum antidysentérique préparé avec le bacille vrai, mais aussi par quelques différences dans leurs caractères de cultures. Contrairement au bacille de Shiga, ils produisent dans les cultures en milieu peptoné de l'indol (ce qui les rapproche du colibacille) et font fermenter la mannite (le colibacille, non seulement fait fermenter ce sucre, mais la plupart des autres sucres). Ces bacilles atypiques appartiennent eux-mêmes à plusieurs races différentes : bacille de Flexner, de Hiss, de Strong, etc., qui sont séparés les unes des autres par des nuances sur lesquelles nous ne pouvons insister ici.

Le sérum des dysentériques atypiques n'agglutine pas le bacille de Shiga ; toutes les fois que celui-ci est agglutiné par le sérum du malade, on peut affirmer la dysenterie légitime et escompter l'heureuse action du sérum ; quand il ne l'est pas, il ne faut pas se presser d'affirmer que le sérum n'agira pas, car parfois le pouvoir agglutinatif du sérum n'apparaît que tardivement, comme cela arrive dans la fièvre typhoïde, et particulièrement chez les jeunes enfants. Dans le doute il vaut mieux néanmoins pratiquer la sérothérapie, d'où la pratique d'injecter d'emblée le sérum antidysentérique dès qu'on constate les selles typiques, sans attendre le résultat des examens de laboratoire.

De même qu'on a fabriqué contre les diverses races de méningocoques ou de pneumocoques des sérums spécifiques correspondants, ainsi que des sérums polyvalents, on a été tenté d'agir de même avec les bacilles dysentériques atypiques, en particulier avec le bacille de Flexner, le plus fréquemment rencontré. Toutefois on a constaté que le Flexner-sérum n'avait nullement sur les Flexner-dysentéries la même action rapide et efficace que le Shiga-sérum sur les dysenteries typiques. Cette constatation doit être rapprochée de cette autre que les cultures tuées de bacilles de Flexner n'ont pas, comme celle des bacilles de Shiga, de pouvoir dysentérigène, elles n'ont même qu'une toxicité très réduite. L'antigène susceptible d'engendrer un anticorps thérapeutique correspondant semble faire défaut. Nous n'avons

donc pas contre les dysenteries atypiques une
médication spécifique comparable au sérum de
Vaillard et Dopter contre la dysenterie légitime.
Heureusement, la maladie est moins maligne que
cette dernière et les médications symptomatiques
sulfate de soude en tête, suffisent en général,
sauf chez le nourrisson, à en venir à bout.

*Sérothérapie antidysentérique préventive et
vaccination antidysentérique.* — Nous avons vu
que le sérum de Vaillard et Dopter est préventif
autant que curatif. Quand dans une aggloméra-
tion éclatent des cas de dysenterie, il peut donc
être indiqué de pratiquer une injection préventive de sérum aux sujets exposés à la contagion
surtout s'ils ne peuvent être l'objet d'une surveillance médicale quotidienne, pratique analogue à
celle qui est courante pour la diphtérie.

Il faut toutefois savoir que l'immunité ainsi
conférée, immunité passive, disparaît vite, plus
vite encore que celle due au sérum antidiphtérique. Elle pourrait déjà céder dès le 12e ou
même le 10e jour. Dans les épidémies extensives,
telles que les épidémies d'armée le procédé
devient tout à fait insuffisant. Il faut avoir recours
à l'immunité active, par inoculation des bacilles
eux-mêmes.

L'inoculation de bacilles dysentériques même à
petite dose, n'est pas inoffensive, même si ces
bacilles sont préalablement tués par la chaleur ou
par un autre procédé. La réaction inflammatoire

et douloureuse locale est vive, et il s'y joint une altération pénible de l'état général. Shiga a vu que ces inconvénients s'atténuaient quand on injectait en même temps que la culture partie égale de sérum antidysentérique. Il faut toutefois faire quelques jours après une seconde inoculation celle-ci additionnée seulement d'un quart de son volume de sérum. Pendant la guerre, les Allemands ont vacciné 200.000 soldats, destinés aux formations où la dysenterie sévissait, en les injectant à trois reprises différentes à cinq ou huit jours d'intervalle avec un mélange à parties égales de cultures tuées et de sérum.

Gibson a employé comme vaccin les bacilles dysentériques sensibilisés selon la méthode de Besredka de l'Institut Pasteur. Une émulsion concentrée dans l'eau salée isotonique de bacilles tués par la chaleur est additionnée de neuf fois son volume de sérum antidysentérique et y séjourne douze heures. Au bout de ce temps, les bacilles sont déposés au fond du tube ; on décante le liquide surnageant, on additionne d'eau salée isotonique et on centrifuge deux ou trois fois pour enlever le sérum libre, c'est-à-dire non fixé sur sur les bacilles ; on dilue une dernière fois dans l'eau salée isotonique ; cette dilution est employée comme vaccin à dose de 2 ou 3 centimètres cubes.

Rathery, Ranque et Roux ont obtenu pendant la guerre d'heureux résultats de l'emploi d'une émulsion de bacilles dysentériques additionnée d'une minime quantité d'iode. On injecte à intervalles de huit jours un demi-centimètre cube, puis un centimètre cube, puis deux. Rathery a employé le même vaccin comme traitement de la dysenterie en cours. On injecte alors tous les deux jours une dose de vaccin. Il a vu diminuer le nombre des selles, les douleurs à la défécation et les signes d'intoxication générale.

C'est à propos de la dysenterie que nous devons relater l'histoire très curieuse du bactériophage, dont nous devons la connaissance à F. d'Hérelle, de l'Institut Pasteur. Je laisse cet auteur narrer lui-même sa découverte.

« Voici l'expérience fondamentale qui a servi de point de départ aux recherches. Les déjections d'un individu convalescent de dysenterie sont émulsionnées dans du bouillon et filtrées sur bougies (qui arrêtent les bacilles). Une culture en bouillon, bien trouble, de bacilles dysentériques est additionnée d'une dizaine de gouttes du filtrat et placée à l'étuve à 37° ; après une douzaine d'heures le milieu est devenu parfaitement limpide, tous les bacilles contenus dans la culture se sont dissous. Une goutte de cette culture dissoute introduite dans une nouvelle culture bien développée de bacilles dysentériques, provoque la dissolution de cette seconde culture ; une trace de cette seconde culture une fois dissoute introduite dans une troisième la dissout à son tour, et on peut indéfiniment continuer à dissoudre, à lyser, en série, de nouvelles cultures de bacilles dysentériques, en introduisant dans chaque tube de la série une trace de la culture lysée du tube précédent. Quel que soit le nombre de passages successifs, on n'observe aucun affaiblissement dans l'action dissolvante ; au contraire, après une douzaine de passages, la lyse est totale en l'espace de trois ou quatre heures, et la quantité de culture lysée suffisante pour provoquer la lyse dans le tube suivant de la série n'est plus que de un milliardième de centimètre cube. Le principe qui provoque la dissolution des bacilles n'est donc certainement pas une diastase dont l'action s'épuiserait rapidement du fait de la dilution ; ce principe se multiplie, se cultive, ce qui ne peut être que le fait d'un organisme vivant. Les expériences montrent qu'il s'agit en effet d'un microbe filtrant, d'un ultra-microbe, dont le volume ne peut être supérieur à celui d'une molécule d'albumine.

« Comment s'opère la multiplication de cet ultra-microbe ? Reprenons l'expérience précédente. Si l'on étale sur gélose une goutte de la culture du bacille dysentérique avant l'adjonction du lysat, on obtient, après incubation, une culture s'étalant en nappe sur la surface de la gélose. Introduisons dans cette culture en bouillon un milliardième de centimètre cube d'une culture précédemment lysée, et, de demi-heure en demi-heure, étalons-en une goutte sur un tube de gélose. Ces premiers tubes de gélose donnent des cultures normales de bacilles dysentériques. Dans le tube ensemencé après deux heures et demie, on voit dans la nappe formée par la couche de bacilles une ou deux plages, ayant de un à deux millimètres de diamètre, où la gélose est nue, sans trace de culture. La couche de bacilles du tube ensemencé après trois heures et demie est parsemée de plages, plus de cent ; le tube de gélose ensemencé quatre heures et demie après l'addition du milliardième de centimètre cube de culture lysée reste absolument stérile.

« Chaque goutte étalée contenait des bacilles dysentériques et éventuellement des germes bactériophages ; le tube de gélose placé à l'étuve, les bacilles se sont cultivés et, là où a été déposé un germe bactériophage, celui-ci s'est également développé aux dépens des bacilles environnants : chaque plage représente donc une colonie de germes bactériophages issus du germe qui s'est déposé à cet endroit pendant l'étalement de la goutte.

« Les quelques germes bactériophages contenus dans le milliardième de centimètre cube, introduit au début dans la culture en bouillon, ont donc commencé à cultiver aux dépens d'un nombre égal de bacilles ; ils se sont rapidement multipliés ; après deux heures et demie, il y en avait déjà deux dans la goutte étalée sur gélose à ce moment; après trois heures et demie, la goutte en renfermait déjà une centaine, et après quatre heures et demie, leur nombre était si considérable qu'aucun bacille n'a pu se cultiver : la gélose est en apparence stérile. Je dis en apparence, car l'expérience montre qu'on a en réalité une culture de germes bactériophages, mais ces germes sont tellement minuscules que la culture ne peut se voir; il en est de même de la culture de bacilles dysentériques en bouillon qui, une fois lysée, a l'apparence de bouillon stérile et qui est en réalité une culture de germes bactériophages. La possibilité d'obtenir des colonies sur gélose donne même la faculté, en opérant sur des quantités mesurées de culture, de numérer les germes contenus dans une telle culture; on trouve ainsi qu'elle renferme de deux à six milliards de germes bactériophages par centimètre cube, suivant les conditions dans lesquelles elle s'est effectuée.

« Nous voici donc en présence d'un principe, isolé de l'organisme, doué d'une action bactéricide incomparablement plus active que celle des plus puissants antiseptiques connus. Et ce n'est pas tout, car ce principe d'une activité incommensurable se multiplie en raison même du nombre des bactéries qui lui sont opposées; plus grand est ce nombre, plus grande est sa multiplication. Ce principe qui se multiplie, l'ultra-microbe bactériophage, s'il n'est pas actif au même moment contre toutes les bactéries pathogènes à la fois, est susceptible, par accoutumance, de le devenir vis-à-vis de n'importe quelle bactérie.

« Ces constatations, basées sur l'expérience, suffiraient pour montrer que l'ultra-microbe bactériophage assure, contre l'envahissement par les bactéries pathogènes, les êtres qui l'abritent dans leur organisme.

« Chaque fois qu'un trouble intestinal se produit chez un individu jusqu'alors sain, si faible soit ce trouble, on peut isoler des selles, dès le moment où ce trouble s'amende, un bactériophage actif contre l'une ou l'autre des bactéries intestinales. Chaque fois que le bactériophage manifeste son activité vis-à-vis d'une bactérie ce ne peut être que l'indication d'un début d'infection, parfois si léger, qu'il peut même passer inaperçu et n'est alors décelé que par l'apparition d'un bactériophage actif : dans tous les cas, la maladie avorte par suite d'une adaptation rapide du bactériophage intestinal à la bactériophagie vis-à-vis de la bactérie pathogène en cause ; toutes ces bactéries sont détruites avant d'avoir pu pulluler.

« L'adaptation immédiate est la règle dans le cas des maladies endémiques, elle peut pourtant éventuellement ne pas se produire par suite de conditions intestinales défavorables pour le bactériophage : la bactérie pathogène se développe alors librement, la maladie se déclare. L'histoire d'un cas de maladie microbienne est le reflet des péripéties de la lutte engagée dans l'organisme entre la bactérie pathogène et l'ultra-microbe bactériophage. Si l'adaptation à la bactériophagie vis-à-vis du microbe envahisseur se fait à temps, le patient entre en convalescence et la durée de la maladie mesure le délai dans l'accoutumance ; si elle est trop tardive ou si elle ne se fait pas, le malade succombe. J'ai toujours pu isoler au début d'une convalescence un bactériophage actif contre la bactérie pathogène en cause, jamais je n'ai réussi à en isoler chez les malades qui ont succombé.

« Dans toutes les maladies que j'ai étudiées jusqu'à présent, maladies humaines ou animales, qu'il s'agisse de maladies purement intestinales comme la dysenterie ; de maladies intestinales se compliquant de septicémie, comme la fièvre thyphoïde ; de maladies septicémiques pures, comme la septicémie hémorragique des buffles ; de maladies à localisation ganglionnaire, comme la peste bubonique ; on observe toujours, dès le début de la convalescence, l'apparition dans les selles d'un bactériophage actif contre la bactérie pathogène en cause, bactériophage qu'il est possible d'isoler et de cultiver indéfiniement *in vitro* aux dépens de cette bactérie. Ce bactériophage actif n'existe pas tant que la maladie est en cours, son apparition coïncide avec les premiers symptômes d'amélioration ; on ne le trouve à aucun moment chez les individus qui doivent succomber.

« Puisqu'il est possible de cultiver *in vitro* un bactériophage actif contre une bactérie donnée, et cela en quantité aussi considérable qu'on le désire, il est donc possible de placer à volonté, à un moment quelconque, les individus sensibles dans le même état réfractaire dans lequel se trouvent les individus devenus naturellement immuns. Il est donc possible, en d'autres termes, de vacciner contre une maladie donnée et cela en reproduisant les conditions naturelles de l'immunité. C'est précisément ce que l'expérience démontre : l'animal auquel on administre une faible quantité d'une culture d'un bactériophage actif contre une bactérie pathogène, devient réfractaire à la maladie causée par cette bactérie.

« J'ai effectué ces expériences d'immunisation suivant la seule méthode capable de fournir un résultat indiscutable, c'est-à-dire en opérant sur l'animal naturellement sensible, et en vérifiant la valeur de l'immunisation, et par l'épreuve expérimentale, et par la constatation de la résistance des animaux vaccinés vis-à-vis de la contamination naturelle.

« Chez l'homme, j'ai essayé dans 7 cas de dysenterie grave le traitement par l'ingestion de 1 c.m.c. d'une telle culture du bactériophage ; dans ces 7 cas, de vingt-quatre à trente-six heures après l'ingestion, le sang et les bacilles ont disparu des selles, le malade entrant en convalescence, et cela sans aucune autre médication. La dysenterie bacillaire sévit à l'état endémique dans certaines contrées de l'Europe orientale, la Pologne en particulier ; ces expériences montrent qu'il serait aisé d'enrayer ses ravages et cela d'une manière simple et inoffensive : l'injection de cultures quelconques du bactériophage, le bactériophage antidysentérique inclus, ne provoque pas la moindre réaction, ni locale ni générale, chez l'homme ou chez les animaux ; l'immunisation est de plus acquise par une injection unique d'une très faible quantité, une goutte suffit. La peste bubonique est une autre maladie contre laquelle la méthode d'immunisation par les cultures du bactériophage antipesteux serait immédiatement applicable, j'ai isolé des souches de cé bactériophage que je maintiens en culture ; et cela d'autant plus que, comme pour la dysenterie, aucun des procédés de vaccination actuellement employé n'a donné de résultat.

« Avec un procédé d'immunisation basée sur la théorie du bactériophage, cause de l'immunité, la preuve de l'efficacité doit d'ailleurs être immédiate ; si cette théorie est exacte, et toutes les expériences réalisées jusqu'ici le montrent, l'épidémie doit cesser brusquement dans toute localité dont les habitants seraient immunisés au moyen d'une injection d'une culture du bactériophage actif contre la bactérie en cause, et cela de suite après l'immunisation.

« La théorie vient de recevoir une confirmation d'un ordre différent. On sait qu'un animal qui a reçu une série d'injections d'une toxine donne un sérum antitoxique correspondant; à une injection de toxine, l'organisme répond par une production d'antitoxine. Si le bactériophage est réellement l'agent de l'immunité, quelle sera l'action du sérum d'un animal qui aura reçu une série d'injections de cultures de bactériophage? Il produira le contraire de l'immunité, c'est-à-dire qu'il sensibilisera l'animal auquel on l'injectera. C'est ce que montrent précisément des expériences récentes effectuées avec la collaboration de M. Eliava. C'est d'ailleurs le premier exemple d'un sérum sensibilisant.

« Quand une théorie est exacte, toutes les déductions logiques doivent de même être exactes : c'est le cas jusqu'ici pour la théorie du bactériophage. »

L'article de la *Presse Médicale* auquel j'emprunte ces lignes date du 11 Juin 1921 ; les premières communications de M. d'Hérelle remontent à 1916. Il a isolé jusqu'ici des bactériophages actifs contre de nombreuses espèces bactériennes dysenterie, fièvre typhoïde et peste humaines, typhose aviaire, septicémie hémorragique du buffle, flacherie des vers à soie. Il pense qu'il ne s'agit pas d'ailleurs d'espèces différentes de bacté-

riophages, mais, dans tous les cas, d'un même
organisme susceptible par accoutumance d'atta-
quer des bactéries diverses, en d'autres termes
d'un microbe ultramicroscopique susceptible de
devenir virulent pour un grand nombre d'espèces
microbiennes. Son emploi en thérapeutique curative et préventive permettrait d'obtenir, par un
procédé nouveau, une vaccination efficace contre
de nombreuses maladies microbiennes. Il s'agit
assurément d'études qui demandent confirmation.
Mais certains points en sont déjà bien établis, et
certaines des interprétations de M. d'Hérelle sont
si originales et si suggestives, que je n'ai pas cru
possible de passer sous silence, dans un livre
consacré aux vaccins, ses si curieux travaux.

CHAPITRE IX

SÉROTHÉRAPIE ET VACCINOTHÉRAPIE DANS LA PESTE, LE CHOLÉRA, LA COQUELUCHE, LA FIÈVRE DE MALTE, LES MALADIES A PROTOZOAIRES

(Paludisme, syphilis, fièvre jaune, fièvre récurrente, spirochétose ictéro-hémorragique)

ET A CHAMPIGNONS (Mycoses)

Les épidémies de *peste* ; peste bubonique et peste pneumonique ; sérum de Yersin ; efficacité de son emploi curatif limitée aux trois premiers jours ; vaccin antipesteux : prophylaxie préventive par l'emploi combiné du sérum et du vaccin.

Le *choléra*, maladie toxique (infection intestinale locale, intoxication générale). Le sérum anticholérique efficace est un sérum antitoxique. Vaccins anticholériques : leur efficacité a été démontrée par leur emploi au cours de la grande guerre.

La *coqueluche*, comparaison avec le tétanos. Tentatives de sérothérapie et de vaccinothérapie.

La *fièvre de Malte.*

Le *chancre mou.*

Les maladies à protozoaires (*paludisme, syphilis, fièvre jaune, spirochétoses*).

Les *mycoses.*

On sait quelle gravité extrême les épidémies de peste avaient au Moyen Age et ont encore en Extrême-Orient. La maladie, du moins dans sa forme bubonique, ne cause plus à présent de telles pandémies à grande extension dans les pays civilisés. On sait qu'elle se propage surtout dans les agglomérations miséreuses, où pullulent les rats et les puces de rat. En 1918, 1919, 1920, elle a donné lieu dans les ports anglais à une série de petites épidémies locales, et elle a gagné de là, avec les bateaux charbonniers, nos ports du Pas-de-Calais et Paris où elle a débuté dans les cités de chiffonniers aux alentours des quais de déchargement du charbon. L'épidémie, révélée par M. Guinon et Mlle de Pfeffel et pourchassée avec persévérance par MM. Dujardin-Beaumetz et Joltrain, après avoir engendré de petits foyers très limités dans quelques localités des faubourgs et de la banlieue, s'est éteinte grâce aux vaccinations préventives et aux mesures prophylactiques pratiquées par ces auteurs.

La maladie est due à un court bacille de forme ovoïde (coccobacille) découvert par Yersin en 1894. Il appartient au grand groupe des coccobacilles des septicémies hémorragiques, ou pasteurelloses, qui présente de nombreuses espèces, pathogènes respectivement pour telle ou telle espèces de mammifères ou d'oiseaux; le bacille de la peste est spécifiquement pathogène pour les rats, et quelques rongeurs voisins, en particulier le spermophile et le tarabagan de Mandchourie, pays qui a été souvent le point de départ des grandes épidémies; éventuellement la maladie passe du rat à l'homme en étant portée de l'un à l'autre par les piqûres de puces.

En général, la maladie prend la forme bubonique. Les ganglions de la racine du membre qui a été piqué se tuméfient et s'empâtent (bubon pesteux) ; très rapidement, l'état général s'altère gravement, la fièvre s'élève, l'abattement est extrême, la physionomie s'altère, les extrémités se cyanosent, de petites hémorragies apparaissent sous la peau, surtout chez l'enfant, et le malade, s'il n'est pas traité, succombe dans la grande majorité des cas. Il existe des formes atténuées, dont j'ai observé au cours de la dernière épidémie trois cas, qui ont fourni au Dr Rio le sujet de sa thèse sur les formes ambulatoires de la peste (1921). Dans ces cas, le bubon peut être le seul symptôme et le malade, même non traité, guérit peu à peu mais en gardant longtemps un état de fatigue et d'anémie plus ou moins profonde.

La forme pneumonique est terrible ; certaines épidémies revêtent uniquement la forme pneumonique, et alors tous les malades succombent ; ils sont pris brusquement de malaise, d'oppression, d'abattement extrême, toussent en projetant des crachats rappelant ceux de la pneumonie à pneumocoques, mais souvent colorés de sang, et où les bacilles pullulent ; la maladie se répand alors avec une grande rapidité d'homme à homme sans avoir besoin de l'intermédiaire des puces de rats. Heureusement, les épidémies de peste pneumonique ont été dans ces dernières décades limitées aux régions mandchouriennes et mongoliennes.

La thérapeutique était désarmée contre ces graves maladies avant la découverte des sérums et vaccins correspondants.

Après sa découverte du bacille, Yersin s'est occupé de préparer avec lui le sérum antipesteux et a obtenu un sérum préventif et curatif. La préparation en a été perfectionnée et actuellement M. Dujardin-Beaumetz à l'Institut Pasteur emploie la technique suivante.

Il part d'une culture d'origine humaine récente et virulente, sur gélose; après trois jours d'étuve à 37°, il émulsionne les coccobacilles dans de l'eau salée isotonique et injecte tout d'abord au cheval par voie veineuse une petite quantité de cette culture tuée; tous les huit jours nouvelle injection à dose progressivement croissante; quand le sérum du cheval est devenu préventif pour l'inoculation pesteuse chez la souris, on commence à injecter une petite dose de culture vivante, puis des doses progressivement augmentées.

Yersin, dans les épidémies d'Extrême-Orient, Calmette et Salimbeni dans l'épidémie de Porto (1896) ont fait tomber par la sérothérapie la mortalité de 60 à 80 pour 100 à 10 à 15 pour 100. Dans l'épidémie récente, la mortalité a été de 4 p. 100 d'après la statistique de Dujardin-Beaumetz et Joltrain, tandis qu'elle atteignait 80 pour 100, chez les non-traités. Plus l'injection sérique est précoce, plus l'efficacité de la sérothérapie est grande; après le troisième jour l'échec est fréquent;

dans les cas récents et ne s'annonçant pas trop graves, on injecte sous la peau 100 à 200 grammes de sérum (80 à 100 chez un enfant). Dans les cas pressants, on injecte la même quantité dans les veines en poussant très lentement les premiers centimètres cubes. On répète l'injection le lendemain, et, pour peu que l'amélioration ne soit pas nettement accusée, le surlendemain.

On inoculera préventivement avec 20 centimètres cubes de sérum les personnes qui ont approché le malade. Cette sérothérapie s'impose à tous en cas d'épidémie à forme pneumonique, et le médecin qui soigne des pneumonies pesteuses ne doit pas manquer de s'inoculer lui-même.

Toutefois l'immunité est courte avec la sérothérapie seule. En cas de prolongation et de réveil de l'épidémie cette durée de dix à quinze jours est insuffisante. Le mieux est d'associer le vaccin au sérum.

Haffkine avait employé dans l'Inde comme vaccin des cultures sur bouillon, vieilles de sept à huit semaines, chauffées à 69° pendant quinze minutes et additionnées d'eau phéniquée dans la proportion de 5 p. 1.000. La réaction locale était vive et l'immunité n'apparaissait qu'après huit à dix jours, précédée même, semblait-il, d'une phase de sensibilité plus grande,

Besredka a atténué ces inconvénients par l'emploi d'un vaccin sensibilisé selon son procédé de mise en contact des bacilles pendant 24 heures

avec le sérum correspondant, puis lavage à l'eau
et centrifugation.

M. Dujardin-Beaumetz à l'Institut Pasteur prépare un vaccin antipesteux qui est une émulsion
de culture sur gélose, tuée par chauffage et renfermant deux milliards de microbes par centimètre
cube. On en injecte 2 centimètres cubes aux sujets
de plus de dix ans, 1 de deux à dix ans, un demi
au-dessous de deux ans.

Les résultats obtenus et l'extinction rapide de
l'épidémie récente prouvent l'efficacité de ces
procédés préventifs. La peste n'est plus « la
maladie qui répand la terreur ».

Sérothérapie et vaccinothérapie anticholériques.

Sérum anticholérique. — Le choléra est dû à
la pullulation dans la cavité de l'intestin d'un
microbe spécial, le vibrion cholérique, qui provoque d'une part une diarrhée d'une abondance
extrême, ayant pour conséquence la déshydratation rapide de l'organisme, d'autre part, un état
d'intoxication se manifestant par des crampes
très pénibles, de la cyanose, du refroidissement
périphérique (phase algide), l'affaiblissement progressif du pouls et la mort. On remédie à la
déshydratation par l'injection sous-cutanée ou intraveineuse de fortes quantités d'eau salée isotonique (8 p. 1.000) ou sérum artificiel. Contre l'état
toxique, Metchnikoff, Roux et Salimbeni, étant

arrivés à obtenir une toxine cholérique active en cultivant le vibrion sur un milieu spécial (eau gélatinée peptonée à 2 p. 1.000 additionnée d'un quart de sérum de cheval normal) largement aéré, ont pu immuniser le cheval en lui injectant dans les veines des doses progressives de cette toxine. Le sérum antitoxique ainsi obtenu s'est montré efficace contre le choléra lors de l'épidémie de 1908 à Saint-Pétersbourg ; il convient d'employer ce sérum à hautes doses, 50 à 100 centimètres cubes, et dilué dans un à deux litres d'eau salée physiologique. En raison de la quantité de liquide à injecter et de la nécessité d'une action prompte, on emploie le plus souvent la voie intraveineuse. Quand le malade à traiter n'était pas entré depuis trop longtemps dans la phase algide, ce traitement s'est montré très efficace même dans les cas graves.

Pfeiffer, d'autre part, estimant que la toxine du choléra est une endotoxine, s'attacha à obtenir un sérum antimicrobien en injectant aux animaux fournisseurs du sérum, non plus la toxine, mais les corps microbiens eux-mêmes. La voie dans laquelle il s'engagea ainsi était mauvaise, car Metchnikoff a obtenu des résultats totalement négatifs en expérimentant sur de jeunes lapins le pouvoir curatif et même le pouvoir préventif du sérum de Pfeiffer. Le choléra intestinal, tel qu'on l'observe chez l'homme, et tel qu'on peut le provoquer chez le lapin par ingestion de cultures vibrioniennes, est une infection locale avec absorption de toxines fabriquées *in loco* à la façon de la diphtérie et du tétanos ; comme nous l'avons vu plus haut, les maladies de ce genre relèvent des sérums antitoxiques, et Metchnikoff, Roux et Salimbeni l'ont bien compris.

Vaccin anticholérique. — Mais dans une maladie procédant par grandes épidémies extensives comme le choléra, les procédés préventifs sont les plus efficaces pour empêcher l'action des épidémies. De nombreuses recherches ont été faites pour obtenir un vaccin préventif.

Ferran (de Barcelone), dès 1885, pratiqua la vaccination anticholérique humaine en se servant comme vaccin d'un vibrion cholérique conservé au laboratoire par cultures successives sur gélatine à 20°. Réensemencé sur bouillon et porté à l'étuve à 37° pendant deux jours, il fournit une culture qui sert directement à la vaccination. Un centimètre cube est injecté une première fois, puis cinq à six jours après un centimètre cube et demi, enfin une troisième fois deux centimètres cubes. De telles injections provoquent une tuméfaction inflammatoire douloureuse au point d'inoculation, ainsi qu'une poussée fébrile avec malaise.

Haffkine emploie pour l'obtention de son vaccin anticholérique, un vibrion dont la virulence est exaltée par passages successifs dans la cavité péritonéale du cobaye. Quand cette virulence est devenue fixe, le bacille est cultivé sur bouillon à 39° en ballon plat pour assurer une large surface d'aération. Une première injection de un dixième de centimètre cube est pratiquée avec une culture de vibrion atténuée par vieillissement sur culture en milieu artificiel. Une seconde est faite huit jours après avec le virus fixe exalté. Les réactions locales et générales sont intenses.

Employé sur une grande échelle aux Indes, le vaccin d'Haffkine a paru donner de bons résultats.

Dans la guerre gréco-bulgare de 1913, 150.000 soldats ont été vaccinés contre le choléra. Tandis que la morbidité cholérique a été de 93 p. 1.000 chez les non vaccinés, elle a été de 7 p. 1.000 sur les hommes ayant subi les deux injections. Elle a été de 42 p. 1.000 chez ceux qui n'avaient reçu qu'une seule injection.

Dans l'armée autrichienne de Galicie pendant la guerre 1914-1918, on observa cinquante cas de choléra sur 10.000 non vaccinés, 15 cas sur 10.000 vaccinés ayant reçu une injection, et 2 cas seulement sur 10.000 hommes vaccinés complètement. La mortalité dans la 3ᵉ armée autrichienne a été de 29,3 sur 100 cholériques chez les non vaccinés et 1 sur 100 vaccinés deux fois; dans la 4ᵉ armée, elle a été de 39 p. 100 chez les non vaccinés, de 26 p. 100 chez les vaccinés une fois, de 15 p. 100 chez les vaccinés deux fois.

Babès a obtenu en Roumanie des résultats semblables.

Salimbeni a préparé à l'Institut Pasteur un vaccin obtenu en chauffant à 57° pendant une heure une émulsion aqueuse de bacilles cholériques recueillis sur une culture de 24 heures sur agar. On injecte à six jours d'intervalle une première fois 1 centimètre cube (4 milliards de vibrions), une seconde fois, le double. Ce vaccin provoque des réactions locale et générale beaucoup moins intenses que les précédents et ne paraît pas moins actif. Le sérum des vaccinés est agglutinant pour le vibrion cholérique dès le cinquième jour. après la dernière injection, ce pouvoir agglutinant va en augmentant jusqu'au quinzième jour; à partir du deuxième mois il décline peu à peu; mais l'immunité paraît se maintenir plus longtemps. En effet ce vaccin a été employé pendant la grande guerre sur les troupes françaises aux Dardanelles et à Salonique et dans les armées serbes, russes et italiennes. Aucun cas de choléra n'a été enregistré chez les vaccinés, tandis que les Serbes non vaccinés ont payé un lourd tribut au mal pendant leur retraite de Serbie et leur évacuation à Corfou et en Tunisie.

Il semble toutefois que l'immunité est de courte durée et qu'il soit nécessaire le revacciner au bout d'un an, peut-être même au bout de six mois en cas d'épidémie extensive.

Castellani a préparé et employé dans l'armée italienne un vaccin mixte à la fois antityphique, antiparatyphique A et B et anticholérique, formé de cultures chauffées de bacilles typhiques (2 parties), de bacilles paratyphiques A et B (de chaque 1 partie), de vibrions cholériques (2 parties) et additionnées de 5 p. 1.000 d'acide phénique. Ce tétravaccin, bien supporté, semble avoir donné les résultats préventifs attendus.

Nous sommes en somme bien armés, semble-t-il, pour arrêter désormais les épidémies de choléra.

Sérothérapie et vaccinothérapie anticoquelucheuse.

Dès que Bordet et Gengou eurent isolé des expectorations des coquelucheux le fin microbe en navette, qui est la cause de la maladie, et en eurent obtenu des cultures, ils s'occupèrent d'en déduire des modes d'action contre le mal. En inoculant au cheval des doses progressives de cultures vivantes, ils obtinrent un sérum agglutinant, précipitant et sensibilisateur, plus antimicrobien qu'antitoxique. Ce sérum injecté à des enfants atteints de coqueluche aurait donné des résultats encourageants. Duthoit sur 21 enfants a constaté que le nombre quotidien des quintes diminua quelques jours après une seule injection de 10 centimètres cubes, que la violence des quintes s'atténua de telle sorte que les vomissements provoqués par la quinte devinrent rares ; l'expectoration, de muqueuse, devint mucopurulente ; la durée de la maladie sembla raccourcie.

Il faut toutefois attendre pour pouvoir affirmer que ce sérum ait fait ses preuves ! On comprendra que nous fassions cette réserve quand on saura combien il est décevant de juger l'action d'une médication anticoquelucheuse. Il existe plus de cinq cents spécialités pharmaceutiques préconisées contre la coqueluche et avec n'importe quelle d'entre elles on a pu obtenir dans certaines séries des résultats analogues à ceux invoqués en faveur du sérum ; l'évolution du mal est capricieuse et facilement influencée par les moindres incidents ainsi que par l'élément moral ; dans les cas d'intensité moyenne, toute médication nouvelle amène en général quelques jours meilleurs, puis arrive, à une époque variable avec les sujets, le moment où la maladie doit entrer en décroissance ; à ce moment toute médication apparaît comme des plus efficaces.

Tout ce que nous savons de la coqueluche nous permet de penser que la phase infectieuse du mal est de très courte durée. L'élévation de température n'existe (sauf complication par microbes d'infection secondaire) que tout à fait au début, avant même les quintes. C'est également seulement au début de la période des quintes qu'on peut déceler le microbe de Bordet et Gengou. La quinte, seul symptôme caractéristique de la maladie, est en réalité la traduction extérieure d'un état des centres nerveux consécutif à la maladie, comme les contractures dans le tétanos ; de même que dans cette maladie, il est logique de supposer que le sérum ne pourrait se montrer actif qu'appliqué avant que le mal ne soit déclaré; mais vis-à-vis d'une maladie comme la coqueluche ce mode d'emploi ne trouverait que des indications exceptionnelles (épidémies d'écoles ou de villages par exemple).

Aussi l'obtention d'un sérum anticoquelucheux n'a pas empêché de rechercher si un vaccin, bien que passible dans une certaine mesure des mêmes objections, ne serait pas d'un emploi plus efficace.

MM. Nicolle et Conor ont employé comme vaccin des cultures de quarante-huit heures sur gélose-pomme de terre au sang, milieu préconisé par Bordet et Gengou; ils raclent la gélose, émulsionnent la culture dans l'eau isotonique, puis la soumettent à une température de 46° pendant une heure, centrifugent et émulsionnent de nouveau. Un demi-centimètre cube contient 250 millions de microbes. Pour l'emploi on dilue cette quantité dans trois fois autant d'eau et on injecte sous la peau ou dans la veine tous les deux jours ou tous les jours; la guérison serait obtenue d'après les auteurs après 6 à 10 injections.

MM. Lumière préparent sous le nom de Dmélys un vaccin anticoquelucheux qui est aussi une émulsion de corps microbiens. Je l'ai expérimenté au service de la coqueluche de l'hôpital des Enfants-Malades. Il ne m'a paru avoir quelque efficacité que dans les coqueluches au début. Je dois ajouter que le milieu où j'observais n'était pas favorable car on évite de recevoir à l'hôpital les coqueluches non compliquées venant du dehors, et on ne soigne guère dans ce service que des coqueluches secondaires frappant des enfants déjà malades et plus ou moins cachectiques. Il faudrait des conditions tout autres pour pouvoir juger l'efficacité d'une médication anticoquelucheuse.

Sérothérapie et vaccinothérapie dans la fièvre de Malte.

Sous le nom de fièvre de Malte, on décrit une maladie contagieuse fébrile observée, non seulement à Malte, mais dans de nombreuses régions du bassin méditerranéen, et caractérisée par la marche de la température en périodes fébriles successives de deux ou trois semaines (fièvre ondulante), par l'abondance des sueurs, et surtout par la présence dans le sang et les viscères d'un organisme spécial, le *Micrococcus melitensis*. Une première atteinte confère l'immunité.

La chèvre est très réceptive pour le virus de la fièvre de Malte; elle la prend spontanément et le lait des chèvres malades semble l'agent le plus actif de dissémination. Wright a employé comme sérum thérapeutique le sérum des chèvres vaccinées contre la fièvre de Malte. Shaw, Eyre, Edm. Sergent et Lhéritier préparèrent de même des chevaux. Ils auraient obtenu des résultats encourageants.

Reid et Bassett Smith ont employé comme vaccins des cultures mortes selon la méthode de Wright sans obtenir de résultats concluants. Caronia aurait été plus heureux avec le mélange vaccin-sérum de convalescent.

Vincent a fabriqué comme vaccin préventif un vaccin polyvalent analogue à son vaccin antiphique, et comprenant dix races de *Melitensis* et un échantillon de *Paramelitensis*, microbe qui ne diffère des premiers que par l'absence d'agglutinabilité réciproque.

Sérothérapie et vaccinothérapie du chancre mou.

Le chancre mou, ou chancrelle, est causé par un court bacille disposé en chaînettes, le *streptobacille de Ducrey*. Ce microbe engendre au point d'infection, situé le plus souvent aux organes génitaux, une ulcération dans le pus de laquelle il foisonne; il pullule également dans le ganglion inguinal correspondant, lequel se tuméfie, se ramollit et suppure (*bubon chancrelleux*).

M. Reenstierna, de Stockholm, a récemment publié (1921) les heureux résultats qu'il a obtenus avec un sérum de bélier injecté de doses croissantes de bacille de Ducrey.

D'autre part M. Ito (de Tokio), M. Kurita, M. Stümpke ont employé comme vaccin des cultures de bacilles de Ducrey. Ce vaccin leur a paru atténuer la douleur du bubon et diminuer la durée de la maladie.

Dans les pages précédentes, nous avons envisagé uniquement des maladies infectieuses ayant pour agent des bactéries, c'est-à-dire des êtres très inférieurs, totalement dégradés par le parasitisme. Il y a des maladies infectieuses, et non des moins redoutables, causées par des agents plus haut placés dans l'échelle des êtres et appartenant soit au règne animal, soit à des échelons plus élevés du règne végétal. Parmi ces derniers prennent place les champignons, qui causent les maladies appelées *mycoses* (actinomycose, blastomycose, sporotrichose, aspergillose, muguet). Les maladies à agent animal (protozoaires) comprennent les maladies causées par des *spirochètes* (spirochétose ictéro-hémorragique, fièvre des tranchées, sodoku, typhus récurrent, fièvre jaune, angine de Vincent), par des *trypanosomes* (maladie du sommeil, dourine des équidés, maladie de Chagas), par des *Leishmanies* (kala-azar, anémie splénique, bouton d'Orient), par des *tréponèmes* (syphilis, pian), par des *plasmodies* (paludisme), par des *amibes* (dysenterie amibienne).

Si un certain nombre de ces maladies ont une importance restreinte parce qu'elles sont localisées (localisées sur le globe comme la maladie de Chagas spéciale à quelques cantons du sudbrésilien, ou localisées dans l'organisme comme le muguet ou l'angine de Vincent), quelques-unes comptent parmi les plus grands fléaux de l'humanité, telles la dysenterie amibienne, le paludisme, la syphilis.

Il n'y a cependant que bien peu de choses à dire sur ces maladies au point de vue sérothérapie et vaccinothérapie. Ce n'est pas qu'elles n'amènent dans le sang des réactions analogues à celles que provoquent les infections bactériennes et susceptibles de donner espoir de pouvoir les combattre par des procédés analogues. En particulier pour certaines mycoses, spirochétoses, trypanosomoses, il se forme dans le sang des infectés des agglutinines dont la présence est utilisée pour le sérodiagnostic de ces affections; on sait aussi quels services rend au diagnostic de la syphilis et à la direction du traitement antisyphilitique la considération des modifications du sérum sanguin révélées par la méthode de Bordet-Wassermann. Mais, d'une part, dans la plupart des maladies à champignons et à protozoaires les essais de sérothérapie ou de vaccinothérapie n'ont conduit qu'à des résultats nuls, d'autre part, le traitement par des agents chimiques appropriés s'est montré manifestement efficace.

Le mercure, les iodures, l'arsénobenzol dans le traitement de la syphilis, les divers composés organiques arsenicaux et antimoniaux dans le traitement des spirochétoses et trypanosomoses, la quinine dans le traitement du paludisme, l'émétine contre la dysenterie, les iodures dans les mycoses, permettent, bien employés, d'obtenir des résultats aussi beaux que celui du sérum antidiphtérique dans la diphtérie.

Il n'y a donc pas trop à regretter l'impuissance de la sérothérapie dans ces maladies. En revanche il serait très important de pouvoir vacciner préventivement contre la *dysenterie amibienne*, le *paludisme*, la *syphilis*. Mais tous les essais ont été vains, et en particulier l'inoculation de virus syphilitique tué ne donne ni infection, ni immunité; des essais ont eu lieu pour atténuer le virus syphilitique par passages en séries dans l'organisme des singes inférieurs, peu sensibles au virus, contrairement aux singes anthropoïdes qui se comportent comme l'homme; cette méthode n'a pas encore donné de résultats susceptibles d'en faire entrevoir l'application pratique.

Toutefois, dans quelques maladies à protozoaires, certaines constatations méritent d'être signalées.

Dans la *fièvre jaune*, le sérum des convalescents se montre doué de propriétés préventives; mais elles ne se montrent dans ce sérum que dans une période de temps très limitée. Noguchi a d'autre part obtenu des cultures atténuées du spirochète de la fièvre jaune et est arrivé à une atténuation suffisante pour tenter des vaccinations qui se sont montrées efficaces. Tout récemment (1921) le même auteur est parvenu à immuniser le cheval; 95 malades traités par ce sérum dans les trois premiers jours de la maladie ont donné une mortalité de 13 p. 100 au lieu de 56 p. 100. Après le 4ᵉ jour le sérum n'a plus d'action (mortalité 52 p. 100).

Dans la *fièvre récurrente*, Gabritchewky, ayant inoculé la maladie à un singe, et celui-ci ayant guéri, a constaté que le sérum de ce singe amenait une chûte brusque de la fièvre si on l'injectait à un autre singe en pleine maladie provoquée. Novy et Kapp ont constaté que le sérum des rats ayant survécu à l'inoculation du parasite, prolonge l'incubation du mal si on en injecte à des rats sains qu'on inocule ensuite. Si on renforce l'immunité des rats guéris en leur injectant à plusieurs reprises le parasite dans le péritoine, le sérum de ces rats protège les rats sains contre l'inoculation du mal, et amène en une heure la disparition des spirochètes chez les rats en cours de maladie.

Enfin nous devons dire un mot de la sérothérapie de la *Spirochétose ictéro-hémorragique*. Il s'agit d'une maladie qui semble avoir existé de tout temps dans nos contrées, confondue longtemps avec les ictères infectieux, mais dont la spécificité avait déjà été affirmé dès 1886 par Albert Mathieu, qui lui donnait le nom de *Typhus hépatique bénin à rechutes*. Inada et Ido, observant la même maladie au Japon, ont eu le mérite de montrer qu'elle était due à la pullulation dans l'organisme d'un spirochète et purent reproduire la maladie chez le cobaye. MM. Louis Martin et Auguste Pettit ont obtenu par injections répétées de ces spirochètes chez le cheval un sérum préventif pour la maladie expérimentale, et même curatif dans les premiers jours de la maladie. L'application de cette méthode à la maladie humaine en a montré l'efficacité. Toutefois celle-ci est d'autant plus marquée que l'injection de sérum a lieu de façon plus précoce. On injecte 40 à 80 centimètres cubes de sérum dès que la clinique permet de soupçonner la maladie, et on réitère le lendemain et le surlendemain. On hâte ainsi la guérison et on évite le plus souvent les habituelles rechutes.

Les tentatives de sérothérapie et de vaccinothérapie contre les diverses *mycoses* ont été plus décevantes encore que celles relatives aux maladies à protozoaires. Les résultats ont été nuls ou douteux. A ce point de vue, comme à tant d'autres, le bacille tuberculeux se comporte beaucoup plus comme un champignon, profondément dégradé par son parasitisme strict, que comme une bactérie. Mais la tuberculose a une telle importance en pathologie humaine qu'il nous faut lui consacrer un chapitre spécial.

CHAPITRE X

SÉRUMS ET VACCINS CONTRE LA TUBERCULOSE

Méfaits de la *tuberculose* ; difficultés spéciales de la lutte contre
cette maladie.

Historique : Villemin, Koch, Marfan, Grancher.

Premières tentatives : la lymphe de Koch ou tuberculine ;
nocivité de son emploi thérapeutique, utilité de son emploi
diagnostique.

Sérothérapie : premiers essais, Richet et Héricourt ; multiplicité des sérums antituberculeux prétendus actifs ; facilité
des illusions sur leur efficacité ; raisons de leur impuissance.

Vaccination : « allergie » et immunité relative conférées par
une première atteinte. Vaccination par les bacilles tués ; son
inefficacité. Vaccinations par les bacilles des animaux à sang
froid ou par le bacille aviaire ; leur insuffisance. Vaccination
bovine par le bacille humain (et réciproquement) ; ses inconvénients ; procédé de Behring ; procédé d'Arloing. Vaccination par les bacilles biliés de Calmette.

Prophylaxie par les mesures hygiéniques.

Vaccin ou sérum, on sait de quelle primor-
diale importance serait la découverte d'un moyen
de lutte efficace contre la tuberculose. La tuberculose fait, en France seulement, 150.000 victimes par an, c'est-à-dire 25 fois plus que la
fièvre typhoïde et que la rougeole, et 100 fois
plus que la scarlatine et que la diphtérie, les
quatre maladies microbiennes qui sont, après

elle, les plus meurtrières. Notez en outre que ces 150.000 victimes sont en très grande majorité des sujets jeunes ou dans la force de l'âge ; notez que beaucoup ont été malades de nombreuses années avant de succomber et laissent leurs familles ruinées par le coût des frais de maladie et, qui plus est, contaminées. La maladie ne frappe pas seulement, comme on l'a cru trop longtemps, les sujets malingres ; non, elle rend malingres ceux qui ont subi ses atteintes répétées. Aux 150.000 morts, il faut joindre au moins autant de blessés de la tuberculose, rendus infirmes par le mal, boiteux par coxalgie, bossus par mal de Pott, cachectiques par abcès froids, etc., etc. Celui qui aura résolu le problème de la tuberculose sera de loin en tête des bienfaiteurs de l'humanité.

Malheureusement les légions de chercheurs perspicaces et savants qui se sont adonnés à l'étude de la question, tout en nous faisant connaître sur le sujet mille détails curieux, passionnants même, nous ont surtout démontré combien la solution était difficile, et comment chacune des voies où ils s'engageaient tour à tour aboutissait à une impasse. Disons cependant quelles sont actuellement les données du problème. Il vaut la peine d'être exposé bien que non résolu encore.

Villemin, dès 1865, avait expérimentalement démontré que la tuberculose est une maladie virulente, contagieuse et inoculable. En injectant sous la peau de lapins une petite quantité de crachats tuberculeux, ou d'organes atteints par la tuberculose, il rendait ces animaux tuberculeux. Il confirmait ainsi la doctrine de la spécifité et de l'unicité de la tuberculose affirmée déjà par Laënnec (1819) et ruinait les doctrines qui faisaient de la tuberculose une maladie de déchéance, et l'aboutissant d'un affaiblissement constitutionnel.

Koch, en 1882, découvrit la technique qui permettait de colorer dans les crachats ou les tissus le bacille tuberculeux. Il enseigna en outre le moyen de le cultiver. Dès lors l'étude expérimentale de la maladie s'annonçait plus facile.

Les premières tentatives expérimentales semblèrent montrer qu'une première inoculation, à très petite dose, loin d'immuniser contre des doses plus fortes, favorise plutôt l'infection. En clinique également, on vivait sur cette idée que la tuberculose est une maladie chronique progressive, n'immunisant pas.

Pourtant, dès 1886, Marfan avait déjà affirmé, avec une série d'observations cliniques à l'appui, que les tuberculoses locales, en particulier les tuberculoses ganglionnaires, quand elles ont abouti à la guérison complète de la lésion locale, confèrent au porteur l'immunité vis-à-vis de la tuberculose pulmonaire. En particulier, on le constate chez les sujets porteurs au cou des disgracieuses cicatrices qui témoignent qu'ils ont

9

souffert pendant leur enfance ou leur adolescence
de ces suppurations froides connues sous le nom
d'écrouelles. Quand la lésion locale est bien
guérie, ce qui se reconnaît à la disparition dans
et sous la cicatrice de tout empâtement, de tout
noyau induré, de toute rougeur, de toute sensibilité, on ne note jamais chez ces sujets l'apparition de la tuberculose pulmonaire.

Ces vues alors toute nouvelles devaient engager
à persister dans les recherches d'immunisation
expérimentale. En 1890, Grancher et Hippolyte
Martin montrèrent qu'en inoculant à des lapins
pour voie veineuse ou sous-cutanée des vieilles
cultures de bacilles à vitalité affaiblie, on les
rendait notablement plus résistants que les
témoins à l'inoculation de cultures plus virulentes. Ils succombaient néanmoins, mais plus
tard que les témoins et avec des lésions dégéné-
ratives toxiques, en particulier dans les reins qui
étaient atteints de glomérulo-néphrite, et les
lésions de tuberculose proprement dite étaient
chez eux moins étendues que chez les témoins.

L'année suivante, étudiant non plus la tuberculose généralisée, mais les réactions locales
produites par l'inoculation sous la peau de
cobayes d'une petite quantité de bacilles de
tuberculose, Koch remarqua le curieux phénomène suivant : la première inoculation provoque
localement, à partir du dizième ou quinzième
jour, la formation d'un amas induré de tubercules

qui suppure en son centre, s'ouvre et cause un ulcère persistant ; c'est le *chancre de première inoculation* ; les ganglions voisins se tuméfient, se caséifient ; les foyers tuberculeux se multiplient dans les viscères et l'animal meurt cachectique après 8 à 12 semaines en général.

Voici le point curieux. Si au cobaye en cours de maladie vers la 4e ou 5e semaine, on pratique une nouvelle inoculation semblable en un autre point de la peau, l'organisme se comporte tout différemment : l'induration apparaît beaucoup plus rapidement ; déjà le lendemain ou le surlendemain le point d'inoculation est saillant, dur et violacé ; puis la partie indurée se nécrose et s'élimine ; la plaie qui en résulte se cicatrise et guérit sans que les ganglions voisins se soient tuméfiés (*chancre de réinoculation*).

En somme, un cobaye déjà tuberculeux réagit à l'inoculation de bacilles autrement que le cobaye sain. C'est un phénomène d'*allergie* (αλλος, autre — εργος réaction) selon le nom donné ultérieurement par von Pirquet aux faits analogues concernant la vaccine ou la réaction aux toxines.

Poursuivant l'étude du phénomène, Koch a vu qu'il ne se produisait pas seulement avec les bacilles vivants, mais aussi avec les bacilles morts. Il considéra en conséquence qu'il était dû à des substances incorporées aux corps bacillaires et qu'il chercha à extraire. Par évaporation et concentration de cultures du bacille, il obtint une substance sirupeuse brune qui, injectée aux animaux sains à petites doses ne produit guère d'effet appréciable, mais injectée à des animaux tuberculeux, provoque autour des tubercules de vives réactions congestives et une poussée fébrile passagère. Généralisant trop vite, Koch pensa que ces poussées congestives devaient aboutir à l'élimination et à la cicatrisation des tubercules, comme dans les chancres de réinoculation. Il cria prématurément victoire. On sait comment le gouvernement impérial allemand et les autorités scientifiques allemandes, au lieu de vérifier les faits, ne s'empressèrent qu'à attirer à Berlin les malades riches et quel exode se fit pour bénéficier de la *lymphe de Koch*. On ne tarda pas à s'apercevoir que les inoculations répétées de cette lymphe, aux doses où elles étaient pratiquées, provoquaient autour des lésions des poussées qui, loin d'aboutir à la guérison, les aggravaient ; d'autre part dès les premiers essais pratiqués en France quand on peut s'y procurer la fameuse lymphe, on constata qu'elle était susceptible de causer de l'albuminurie, des hématuries dues à de graves dégénérescences des reins et des autres parenchymes.

Koch avait eu le tort énorme de tirer de sa découverte des applications pratiques dépassant les données expérimentales, et de nuire ainsi gravement aux malheureux malades qui se fièrent à ses promesses. Pourtant, sa découverte, en la maintenant dans la stricte limite des faits, restait importante. La lymphe de Koch est le prototype des substances préparées avec les cultures de tuberculose, qui, sous le nom de *tuberculines*, rendent les plus grands services pour le diagnostic de la tuberculose et que certains médecins continuent à employer pour le traitement, mais à doses minuscules et selon une technique rigoureusement réglée.

La réaction fébrile que l'injection sous-cutanée de tuberculine provoque chez les sujets tuberculeux, et uniquement chez ces sujets, fut utilisée d'abord en médecine vétérinaire pour reconnaître et éliminer des étables les bovins malades (Nocard). La technique fut bientôt assez bien réglée pour se montrer susceptible, avec les modérations nécessaires, d'être appliquée à l'homme. Chez un sujet suspect de tuberculose l'injection sous-cutanée d'un dixième de milligramme de tuberculine pratiquée le matin au réveil provoque dans la journée qui suit une élévation de la température rectale qui débute de trois à six heures après l'injection et qui persiste parfois jusqu'à la fin de la seconde journée. L'expérience a montré qu'on doit considérer comme tuberculeux tout sujet qui présente au cours des deux journées qui suivent une élévation de température dépassant de six dixièmes la température des jours précédents relevée pendant les quelques jours précédents aux heures correspondantes, les températures étant prises toutes les deux heures dans le jour, toutes les quatre heures dans la nuit.

Le procédé est quelque peu compliqué puisqu'il astreint à de nombreuses prises de température pendant cinq à six jours de suite. En outre il est inutilisable chez les sujets ayant antérieurement une température variable.

La substitution à la réaction générale des réactions locales a donc constitué un grand progrès. Ce sont la cuti-réaction de von Pirquet, l'ophtalmoréaction de Calmette, l'intradermoréaction de Mantoux.

Von Pirquet a montré qu'en déposant une goutte de tuberculine sur une scarification superficielle de la peau, simple éraflure de quelques millimètres de long entamant à peine le derme, on voit se développer chez les sujets tuberculeux le long de la ligne de scarification une saille indurée et rouge ; rien de pareil n'apparaît quand le sujet est indemne de tuberculose. Il faut se méfier de prendre pour une réaction positive une simple irritation par frottement des vêtements ou par contamination accidentelle.

De même Calmette a fait voir que l'instillation dans l'œil d'une goutte de solution à 1 p. 100 de tuberculine provoque une vive congestion du globe oculaire dont le blanc se couvre de fines arborisations capillaires rouges. Rien de pareil n'apparaît chez les sujets sains. L'inconvénient du procédé est la persistance de la rougeur oculaire qui, chez quelques sujets, ne s'éteint qu'après plusieurs semaines de gêne oculaire et de larmoiement.

L'intradermoréaction de Mantoux n'a pas cet inconvénient, et n'expose pas aux causes d'erreur de la cutiréaction ; elle consiste à introduire dans l'épaisseur même du derme une goutte de solution de tuberculine à 1 pour 5.000, de façon à y former une minuscule nodosité semblable à une papule d'urticaire. Chez les sujets sains cette nodosité a vite disparu ; chez les sujets tuberculeux, elle s'entoure d'une auréole indurée et inflammatoire qui est à son maximum le lendemain, parfois le surlendemain.

La pratique des réactions locales à la tuberculine a montré que nombre de sujets paraissant sains réagissent positivement, mais chez ces sujets toutes les fois qu'il a été possible de le vérifier, on a constaté quelque petit foyer local de tuberculose, sinon pulmonaire, au moins ganglionnaire, soit en évolution, soit plus souvent guéri. Les sujets guéris d'une tuberculose locale réagissent à la tuberculine mieux encore que les sujets en cours de maladie. Dans les tuberculoses aiguës généralisées à évolution rapide la réaction est moins marquée au contraire, et peut même faire défaut. Cette réaction indique certes que le sujet est ou a été touché par la tuberculose, mais témoigne en outre de l'acquisition d'un état, de résistance à la maladie, constatation fort intéressante au point de vue qui nous occupe. Les sujets réagissant fortement à la tuberculine seront sans doute aussi ceux chez qui les traitements sérothérapiques ou vaccinothérapiques pourront donner les meilleurs résultats.

Dès 1888, c'est-à-dire six ans avant la découverte du sérum antidiphtérique, Ch. Richet et Héricourt avaient essayé l'action sur la tuberculose, d'abord de sérum normal d'animaux considérés comme résistants à la tuberculose, tels que le chien ou l'âne, puis de sérum des mêmes animaux préalablement préparés par l'injection sous-cutanée ou intraveineuse de bacilles de tuberculose aviaire (à laquelle les mammifères sont très résistants) puis de tuberculose humaine. Les résultats ne répondirent pas aux espérances.

Après le succès de la sérothérapie antidiphtérique, de très nombreuses tentatives de sérothérapie antituberculeuse furent reprises en variant les procédés de préparation des animaux, et le choix des animaux eux-mêmes : chèvre, âne, bœuf, chien, etc. ; tantôt en les injectant avec la tuberculine, tantôt avec des bacilles morts, tantôt avec des bacilles vieillis, soit par voie veineuse, soit par voie sous-cutanée. La plupart des auteurs ont cru remarquer une heureuse action du sérum qu'ils préparaient sur l'évolution des tuberculoses humaines, à condition qu'il s'agisse de tuberculose à marche lente, de sujets peu ou pas fébriles, et de bon état général. Toutefois aucun de ces sérums ne s'est montré assez efficace pour qu'une expérience un peu durable ait permis de conclure à son heureuse action.

Il est très facile de s'illusionner sur l'effet d'une action thérapeutique quelconque quand il s'agit de ces tuberculoses à marche lente. La plupart des médications nouvelles sont susceptibles d'amener chez de tels malades une amélioration momentanée, quand ce ne serait qu'en leur rendant l'espoir, et par suite en relevant leur moral, leur appétence, en leur rendant par suite de bonnes digestions et un bon sommeil. J'en ai vu donner une démonstration bien instructive par le regretté Albert Mathieu. A l'ancien hôpital Andral, de la rue des Tournelles, il avait charge, outre son service général, d'un bâtiment consacré aux tuberculeux ; une soixantaine de malheureux se trouvaient là, dans l'état déplorable où se trouvaient, alors plus encore qu'à présent, les malheureux tuberculeux des hôpitaux parisiens, qui ne consentaient à être hospitalisés et soignés que quand leurs poumons étaient déjà suppurants, creusés de galeries caverneuses, infiltrés de conglomérats de granulations, et eux-mêmes crachant, suant, maigrissant, fébricitants, ne s'alimentant plus. Un jour Mathieu annonce au milieu de cette salle qu'il va recevoir d'Amérique un sérum antituberculeux dont on lui promet merveille. Chaque jour, il reparle de ce sérum, des bienfaits qu'on en annnonce, et se désole du retard de l'envoi. Enfin le sérum attendu arrive, et chaque jour chaque malade qui le demande (et tous le demandent) en reçoit une dose. Et voilà que la malheureuse salle désolée s'anime, reprend de la gaieté ; la joie, et aussi l'air de santé reparaît sur les visages ; les températures du soir cessent d'être aussi fébriles ; les pesées montrent que presque tous les traités ont augmenté de poids. Malades et élèves criaient déjà au miracle et ceux-ci demandaient à Mathieu s'il connaissait le secret merveilleux. Et Mathieu leur révéla qu'il s'agissait simplement d'ampoules d'eau salée à 8 p. 1.000, le vulgaire sérum artificiel, et qu'il avait voulu, d'une part, donner aux malades une bonne période d'amélioration bien qu'elle dut être transitoire, d'autre part montrer aux élèves quelle part il faut faire à l'élément moral avant de juger l'efficacité immédiate d'une médication antituberculeuse.

Quant à l'effet à longue échéance, quant au résultat des traitements prolongés, la difficulté est plus grande encore. Pour juger de l'efficacité du sérum antidiphtérique, on a pu user des statistiques et dire que la mortalité hospitalière de la diphtérie après l'usage du sérum a baissé de 50 p. 100 à 14 p. 100. De même par l'usage des bains froids la mortalité hospitalière de la fièvre typhoïde a baissé de 23 p. 100 à 13 p. 100, mais comment juger pour la tuberculose, maladie protéiforme, dont les cas sont si différents les uns des autres, maladie si inexorable parfois, si facile à supporter d'autres fois que Grancher a pu dire que « la tuberculose est la plus curable des maladies chroniques » ; il faut toutefois ajouter : quand elle veut bien passer à l'état chronique.

L'étude expérimentale des divers sérums antituberculeux a montré du reste qu'aucun d'eux ne jouissait vis-à-vis de la tuberculose expérimentale d'aucune propriété curative ni même préventive.

La plupart de ces sérums ont toutefois un certain nombre de propriétés intéressantes : ils agglutinent les bacilles tuberculeux; ils précipitent les solutions de tuberculine, ils se montrent par les réactions de Bordet-Gengou (voir page 80) plus ou moins riches en anticorps tuberculeux. Mais, comme le fait remarquer Calmette « si riches que puissent être en ces diverses substances (agglutinines, précipitines, anticorps) les meilleurs sérums actuellement connus, aux doses auxquelles on les injecte ils n'ajoutent presque rien aux quantités normalement beaucoup plus considérables de ces substances que renferme la masse du sang des malades eux-mêmes » (1).

1. Les prétendus « corps immunisants » (Immun-korps) de Spengler ne sont pas un sérum, mais une dilution au cent-millième du sang total de lapin injecté de bacilles tuberculeux. Pour l'emploi cette solution est encore diluée, de sorte qu'en injectant un centimètre cube, on n'injecte qu'un millionième de gramme du sang initial. Ce que l'on peut dire de mieux de ce produit, c'est qu'aux doses homéopathiques auxquelles il est injecté, il ne peut guère risquer de nuire au malade.

Ce qui serait important, ce serait de trouver un sérum doué de propriétés antitoxiques, mais jamais on n'est arrivé jusqu'à présent à faire produire aux animaux préparés de véritables antitoxines (antituberculines).

Restent les bactériolysines. Mais le bacille tuberculeux semble tout particulièrement résistant à la bactériolyse. Même chez les animaux les plus résistants naturellement à l'infection par le bacille, celui-ci n'est pas bactériolysé. Metschnikoff a étudié ce que deviennent les bacilles de tuberculose injectés chez des animaux complètement réfractaires, tels que le spermophile, petit rongeur américain et la Gerbille, autre rongeur, algérien celui là. Même chez ces êtres récalcitrants, le bacille n'est pas bactériolysé. Les leucocytes de l'animal l'entourent, forment autour de lui une barrière ; mais, tandis que chez l'animal réceptif, les éléments de cette barrière dégénèrent, se caséifient, et n'arrivent pas à empêcher le bacille de se multiplier et d'aller végéter plus loin, chez la Gerbille la barrière de leucocytes restés vivants est hermétique et le bacille emprisonné n'a d'autre ressource que de se défendre à son tour en s'encapsulant de produits de sécrétions formant des couches concentriques ; au milieu de cette multiple auréole on le retrouve plus ou moins déformé, mais non bactériolysé et vivant. Dans les lésions de guérison par calcification, fréquentes chez le bœuf, et non exceptionnelles chez l'homme, le bacille, bovin ou humain, est de même emprisonné mais non lysé.

A quoi tient cette résistance qu'on ne retrouve au même degré chez aucun autre microbe? A une constitution toute particulière du bacille tuberculeux. De tous les microbes connus le bacille tuberculeux est celui dont on peut extraire le plus de substances grasses, de la nature des graisses et de la nature des cires. Ce sont ces mêmes substances qui, fixant d'une manière intense certaines matières colorantes, expliquent que le bacille tuberculeux, une fois coloré, présente, à la décoloration par les acides ou les autres agents décolorants, une résistance extrême. Quelques rares autres bacilles, dits *acido-résistants*, non pathogènes, présentent une particularité semblable, mais à un plus faible degré. Auclair et Paris, en traitant les bacilles par les dissolvants des substances grasses : alcool, éther, chloroforme, éther de pétrole, en ont extrait 33 p. 100 de leur poids de ces substances (1). Ces graisses, non miscibles aux liquides aqueux, non attaquables par les ferments déversés par les leucocytes, protègent les bacilles quand ils sont englobés par les éléments cellulaires. La lipase,

---

1. Auclair et Paris, avec raison, n'ont jamais prétendu utiliser dans un but thérapeutique les substances qu'ils ont découvertes. Mais elles viennent d'être découvertes à nouveau par Deycke et Much qui leur ont donné le nom de « partigènes » et ont échafaudé sur ces partigènes (antigènes partiels) toute une méthode thérapeutique, qui n'a du reste pas résisté à l'épreuve de l'application clinique.

ou ferment digérant les graisses, qui existe dans la sérosité interstitielle des tissus et dans les organes lymphoïdes est sans action même quand on augmente le pouvoir lipasique par l'injection sous-cutanée de corps gras. L'injection des graisses, elles-mêmes extraites des bacilles, ne provoque nullement l'apparition dans l'organisme de substances les dissolvant. Il existerait pourtant, d'après Metchnikoff et son élève Métalnikoff, chez les larves d'insectes parasites des ruches d'abeilles et se nourrissant de leur cire, des leucocytes susceptibles de lyser les bacilles tuberculeux injectés dans le corps de ces larves. Mais il a été impossible d'en extraire un ferment jouissant du même pouvoir.

En somme, jusqu'à présent, toutes les études, toutes les tentatives faites avec la science, le zèle, la persévérance désirables ont simplement montré à quelles difficultés extrêmes on se heurte, quand on cherche à appliquer au bacille tuberculeux, soit quelqu'une des méthodes qui vis-à-vis des autres microbes ont donné d'heureux résultats ou d'heureux espoirs, soit même d'autres méthodes inspirées de l'étude spéciale des conditions propres au bacille tuberculeux. Nous allons voir que sur le terrain de la vaccinothérapie, les difficultés, sans sembler aussi irréductibles que sur celui de la sérothérapie, sont encore telles qu'on n'aperçoit pas encore comment une application pratique pourrait en être réalisable. Quelques données, que nous allons maintenant exposer, sont cependant bien établies.

Nous avons vu que l'organisme humain ou animal qui reçoit une première dose minime de bacilles tuberculeux acquiert, sinon une immunité proprement dite vis-à-vis d'une réinoculation, du moins un mode spécial de résistance, ou *allergie*, qui fait qu'il élimine plus ou moins activement et plus ou moins complètement ces lésions de seconde inoculation.

Dans l'évolution spontanée habituelle de la tuberculose humaine, se produisent souvent des réinoculations spontanées soit de proche en proche, soit par voie lymphatique et quelquefois par voie sanguine. Les tubercules qui en résultent se caséifient, s'ouvrent, dans les cavités ou voies d'excrétion, dans les bronches par exemple s'il s'agit de tubercules du poumon, il en résulte de petites cavités, qui, si elles ne se cicatrisent pas, si elles confluent en cavités plus grandes et continuent à suppurer, constituent les cavernes de la période avancée de la tuberculose pulmonaire. Les études cliniques aidées des recherches biologiques et radiologiques ont établi que, dans la généralité des tuberculoses pulmonaires chroniques, la première infection s'est faite dès l'enfance, sous forme d'un chancre d'inoculation situé le plus souvent dans le lobe inférieur du poumon droit, ce chancre guérit localement, mais la tuberculose gagne les ganglions bronchiques correspondants, puis les ganglions trachéobronchiques. Si l'infection s'arrête à ce stade elle peut guérir; les sujets guéris sont alors plus résistants à des contaminations nouvelles; on n'observe plus chez eux les formes suraiguës dites granuliques de la tuberculose généralisée; il faut pour vaincre leur résistance des contaminations répétées, telles que celles qui se produisent dans la cohabitation prolongée avec un phtisique, et même alors ce sont des tuberculoses pulmonaires à forme chronique qu'on observe le plus souvent chez eux (1).

La découverte de cette résistance, au moins relative, des sujets ayant subi une première atteinte devait encourager à chercher à protéger contre les formes les plus graves de la tuberculose par l'inoculation de bacilles assez atténués et en assez petit nombre pour que l'organisme puisse facilement guérir de cette première inoculation. Naturellement de telles tentatives ne peuvent être faites dans l'espèce humaine. *Primum non nocere :* la première règle de l'art médical est de ne pas s'exposer à nuire. Chez les animaux de laboratoire, cobayes, lapins, les tentatives de vaccination ne peuvent que donner des renseignements utiles, mais sans permettre de préjuger ce qui se passera dans l'espèce humaine. Mais il est une

1. On trouvera les renseignements les plus complets sur ces faits si intéressants dans le volume de cette Bibliothèque intitulé : *Les Débuts de la tuberculose infantile*, écrit par le docteur Ribadeau-Dumas, un des auteurs qui ont le plus contribué à les découvrir et à en donner l'interprétation réelle.

espèce animale, l'espèce bovine, très sujette à la tuberculose, et pour laquelle la question de la prophylaxie de la maladie présente des analogies avec celle de la tuberculose humaine. Quand on aura trouvé le moyen de vaincre la tuberculose bovine, la lutte contre la tuberculose humaine aura fait un grand progrès et on possédera des données très utiles qui permettront de résoudre au mieux les difficultés d'application spéciales à l'espèce humaine.

C'est donc surtout sur les bœufs et les veaux qu'ont été faites les tentatives de vaccination.

On a employé dans ce but des bacilles tués par la chaleur ou par d'autres moyens. On a vu que ce procédé ne confère une immunité ni assez complète, ni assez durable, et malgré le plus grand risque à courir il a fallu avoir recours à des bacilles encore vivants. Du moins a-t-on cherché à modifier ceux-ci de façon à rendre leur injection inoffensive si possible. On a employé des cultures très vieilles, ou modifiées par l'exposition prolongée à la lumière normale, ou aux rayons ultra-violets, ou venant de cultures additionnées de divers antiseptiques, ou ferments, ou substances lipolytiques. Concurremment ou non avec ces divers procédés, on a employé pour la vaccination des bœufs ou des veaux des bacilles provenant de tuberculose d'autres espèces animales.

On sait en effet que des lésions tuberculeuses

peuvent s'observer dans le plus grand nombre des espèces de vertébrés. Chez les mammifères et chez les oiseaux on observe vraiment des tuberculoses diffuses avec formations granuliques et caséeuses semblables à la tuberculose humaine. Chez les reptiles et les poissons on observe seulement des tumeurs localisées ne se généralisant pas. Il faut distinguer les tuberculoses des animaux à sang froid, la tuberculose des oiseaux (tuberculose aviaire), et les tuberculoses des mammifères.

Les bacilles des tumeurs tuberculeuses localisées des poissons, ou des reptiles, peu pathogènes pour ces animaux eux-mêmes, ne le sont pas pour les animaux à sang chaud ou du moins ne produisent qu'une lésion caséeuse locale, sans modification des propriétés des humeurs et sans augmentation de l'immunité. On a essayé d'autre part d'accoutumer des bacilles humains à vivre chez des animaux à sang froid pour lesquels ils sont peu pathogènes. Des bacilles humains retirés d'animaux à sang froid qui s'étaient infectés en s'alimentant d'eaux ou d'aliments contaminés par des crachats de phtisiques n'avaient pas perdu toute virulence et, d'autre part, ne prémunisaient pas contre les injections ultérieures de virus humain normal.

Les bacilles des oiseaux sont pathogènes, non-seulement pour ces animaux, mais pour certains petits mammifères : souris, lapins ; ils ont au contraire une virulence nulle ou très atténuée pour le cobaye, le bœuf, l'homme. Mais les essais de vaccination des bœufs avec le bacille aviaire ont montré qu'il ne vaccinait qu'imparfaitement contre la tuberculose humaine.

Dans les tuberculoses des mammifères, il faut surtout distinguer la tuberculose bovine et la tuberculose humaine. Bien que les deux bacilles se ressemblent d'assez près au point de vue de leurs caractères de culture et de leurs caractères biologiques, néanmoins le bacille d'origine humaine ne produit chez le bœuf de lésions extensives que s'il est injecté en grande quantité; de même le bacille bovin n'infecte l'homme adulte que difficilement et semble localiser ses atteintes aux ganglions lymphatiques et aux organes lymphoïdes. On trouve des bacilles de type bovin assez fréquemment dans les adénites tuberculeuses infantiles, sans doute à la suite de consommation de lait de vache insuffisamment bouilli. Au contraire les lésions de tuberculose pulmonaire banale de l'adulte contiennent toujours du bacille de type humain.

On a pu en raison de ces faits, espérer pouvoir employer comme vaccin inoffensif pour le bœuf le bacille humain, avec espoir qu'inversement on pourrait, si l'épreuve en grand se montrait à la fois efficace et inoffensive, employer de même dans l'espèce humaine un bacille bovin.

Nous n'en sommes actuellement qu'au premier

stade. Parmi les essais qui ont donné le plus d'espoir, il faut citer ceux de Behring et ceux d'Arloing.

Behring a préconisé l'inoculation préventive des jeunes veaux par l'injection intraveineuse d'une petite quantité de bacilles tuberculeux humains, choisis parmi ceux que le vieillissement prolongé des cultures a rendu le moins virulents pour le cobaye. On injecte une première fois 4 milligrammes, et, trois mois après, 20 milligrammes. Les animaux ainsi inoculés deviennent réfractaires à l'inoculation de petites doses de bacille bovin, mais non des doses massives. Les injections vaccinantes semblent inoffensives pour l'inoculé car si on l'abat au bout de temps variables, on ne trouve pas de lésions tuberculeuses dans les organes. Toutefois les animaux réagissent positivement à la tuberculine pendant des mois, parfois même on a constaté des lésions pulmonaires tuberculeuses de type spécial et les animaux éliminaient par leurs déjections du bacille humain. Bien que ces faits soient exceptionnels, comme ils constituent un grand danger pour les personnes qui approchent le bétail, ils doivent empêcher l'adoption de la méthode.

Appliquée aux vaches laitières, elle est d'autre part susceptible de causer une mastite tuberculeuse d'autant plus dangereuse que c'est du bacille humain qui est éliminé par le lait.

Enfin il semble que l'immunité conférée dispa

raît après environ un an. Aussi a-t-on renoncé au vaccin antituberculeux de Behring bien qu'il ne soit pas sans montrer une efficacité préventive assez marquée.

Le vaccin préparé par Koch sous le nom de *Tauruman*, mélange de bacille humain et de bacille bovin s'est montré plus dangereux que le vaccin de Behring sans être plus efficace.

S. Arloing a employé comme vaccin pour le bœuf des bacilles tuberculeux humains homogénéisés. Il obtient ces bacilles homogénéisés par cultures sur bouillon en soumettant fréquemment à l'agitation le milieu de culture; au lieu de pousser en voile à la surface le bacille trouble alors uniformément le milieu de culture. Ces bacilles ont une virulence atténuée qui devient fixe après un certain nombre de réensemencements dans les mêmes conditions. En employant ces bacilles comme vaccin soit par voie veineuse, soit par voie sous-cutanée, soit par injection, Arloing a conféré aux vaccinés une résistance comparable à celle des vaccinés de Behring. Il n'est pas prouvé que le vaccin d'Arloing soit exempt des inconvénients du vaccin de Behring.

Calmette s'est attaché à parer à ces inconvénients en utilisant un bacille qui, tout en provoquant chez l'animal vacciné une infection réelle et persistante, n'est plus dangereux, en raison de la perte de la faculté de produire des tubercules. Il a constaté ces propriétés chez un bacille

bovin qu'il avait d'abord employé, après atténuation par chauffage, à des essais de vaccination
par voie digestive. Après passage à travers le
tube digestif, ce bacille, cultivé sur pommes de
terre saturées de bile de bœuf, et réensemencé à
plusieurs reprises sur ce milieu, a montré des
propriétés spéciales, qui après 70 passages ont
été telles que l'injection de 100 milligrammes de
ce bacille par voie veineuse provoque une maladie générale d'allure typhique qui guérit spontanément après 15 à 20 jours de fièvre, sans provoquer la moindre lésion tuberculeuse — ainsi
que l'atteste l'autopsie ultérieure des animaux
sacrifiés — mais en provoquant une abondante
formation d'anticorps et d'agglutinines qu'on
peut mettre en évidence dans le sérum. Au contraire 3 milligrammes seulement de bacilles de
même souche entretenus parallèlement sur
pommes de terre non biliées provoquait une
tuberculose granulique aiguë mortelle en 28 à
35 jours.

En injectant de jeunes bovins, toujours par
voie veineuse, avec deux doses de 5 à 20 milligrammes de bacilles biliés à un mois d'intervalle, on peut après une seconde période de un
mois les soumettre sans provoquer le moindre
malaise à l'inoculation intraveineuse de 3 milligrammes de bacilles virulents; ces animaux sont
restés dans la suite parfaitement bien portants,
et leur autopsie ultérieure n'a jamais révélé le

plus petit tubercule. Cependant ils continuent à héberger des bacilles, mais captés dans le système lymphatique et non nuisibles à leur porteur, car leurs ganglions lymphatiques péritrachéaux broyés et injectés à des cobayes ont provoqué chez quelques-uns de ces cobayes la tuberculose. Ces bacilles proviennent de l'inoculation d'épreuve et non des inoculations vaccinantes, car le bacille bilié de ces dernières est devenu incapable de provoquer la formation de tubercules chez le cobaye.

A. Calmette s'est assuré que l'homme supporte impunément l'injection de un centième de milligramme de bacilles biliés dans les veines. Il a vu aussi que le bacille humain cultivé sur milieu bilié perd lui aussi la faculté de provoquer des tubercules chez le cobaye et chez le singe, mais il ne pousse, du moins pour les premiers passages, que sur bile humaine. De nouvelles études sont nécessaires pour se rendre compte si la méthode est applicable en pratique courante dans l'espèce bovine et si elle pourrait ultérieurement devenir utile dans l'espèce humaine.

En attendant une méthode pratique et efficace de vaccination contre la tuberculose, nous ne devons pas faire comme le magister de la fable. Nous connaissons assez actuellement le mode de propagation et d'extension de la tuberculose pour pouvoir donner les principes d'une prophylaxie hygiénique des plus utiles.

Nous savons que le danger est l'absorption du

bacille à doses fortes et quand il a conservé toute sa virulence, comme c'est le cas quand il vient d'être émis par un sujet tuberculeux. Il faut empêcher la dissémination de tels bacilles en enseignant aux tuberculeux à détruire leurs crachats (usage des crachoirs de poche, des solutions antiseptiques, de la désinfection pàr l'ébullition). Même si ces précautions sont prises, les tuberculeux envoient cependant de nombreux bacilles dans l'air qui les entoure, ne serait-ce que par les minuscules pàrticules de salive projetées lors de la toux. Il faut empêcher la cohabitation des tuberculeux avec les jeunes sujets particulièrement réceptifs à la tuberculose parce qu'ils n'en ont encore supporté aucune contamination minime vaccinante. L'œuvre de Grancher qui s'occupe de placer à demeure chez des paysans les enfants de tuberculeux répond à cette nécessité. Il faut assainir les quartiers surpeuplés des villes en multipliant les locaux d'habitation, en assurant des moyens de communication rapides permettant aux employés, aux ouvriers de loger aux champs et de remplacer les loisirs au cabaret par la culture du potager familial. Il faut dépister la tuberculose de bonne heure et assurer au tuberculeux les moyens de se soigner et de se guérir. Tout cela ne peut se réaliser que par des efforts continuellement persistants et des sacrifices pécuniaires considérables, mais l'enjeu en vaut la peine, nous l'avons vu au début de ce chapitre.

CHAPITRE XI

MALADIES A VIRUS FILTRANTS

Maladies dont l'agent est inconnu; démonstration que beaucoup d'entre elles sont causées par des microbes si petits qu'ils sont invisibles; ils traversent les filtres très fins, d'où le nom de virus filtrants.

Virus de la *variole* et de la *vaccine* : propriétés du sérum des variolés et des vaccinés.

Rage; sérum des vaccinés; emploi du mélange sérum-vaccin.

Rougeole, scarlatine, grippe; traitement des cas graves par le sérum des convalescents.

Typhus exanthématique; pouvoir curatif du sérum des convalescents; pouvoir préventif du sérum chauffé des malades. Rôle du Proteus X 19.

Paralysie infantile; son traitement par le sérum des convalescents.

Encéphalite léthargique. Chorée.

Il y a quelques années encore ce chapitre aurait dû être intitulé : « Maladies à germe inconnu ». Actuellement les germes de ces maladies continuent à être inconnus en ce sens qu'ils n'ont jamais été vus, mais nous savons pourquoi ils échappent à la vision : c'est qu'ils sont si petits que leurs dimensions restent en deçà de la visibilité aux plus forts grossissements des meilleurs microscopes. Tandis que les microbes visibles les plus petits sont retenus par les filtres de porcelaine dure, si bien que leurs cultures, passées à travers ces filtres sont devenues stériles, les virus qui nous occupent actuellement passent à travers les minuscules pores de ces filtres; ce qui le prouve est que les liquides virulents conservent leur virulence après filtration. Il y a du reste des degrés dans cette extrême petitesse et certains filtres très serrés qui retiennent certains virus invisibles en laissent passer d'autres encore plus menus.

L'invisibilité des virus n'est pas un obtacle pour leur opposer les méthodes vaccinothérapiques et sérothérapiques. Il est même à remarquer que les maladies humaines qui les premières ont trouvé leur vaccin, la variole (Jenner) et la rage (Pasteur) appartiennent au groupe des virus invisibles. Dès 1881, Pasteur avait déjà émis l'hypothèse que si l'agent de la rage échappait à ses recherches, c'était qu'il était trop petit pour être visible, mais ce n'est qu'en 1903 que Remlinger démontra cette proposition en montrant que, si le virus rabique est retenu par les bougies Chamberland de porcelaine dure, il traverse les filtres Berkefeld en terre d'infusoires. On peut en conclure que ses dimensions sont intermédiaires à celles des pores des deux types de bougies filtrantes.

Par des procédés analogues, on a pu démontrer que les virus de la variole-vaccine, de la rougeole, de la scarlatine, de la grippe et de l'encéphalite

léthargique, des oreillons, du typhus exanthématique, de la poliomyélite aiguë ou paralysie infantile, sont des microbes filtrants.

Les réactions sanguines antigéniques sont de
même nature, qu'il s'agisse de microbes visibles ou
invisibles. Toutefois une remarque curieuse a été
faite : il semble que les manifestations morbides
des microbes filtrants se portent surtout sur les
tissus d'origine ectodermique (peau ou centres
nerveux) tandis que les microbes visibles frappent
plutôt les tissus mésodermiques ou endodermiques
et habitent le sang, les viscères internes ou le tube
digestif (Levatidi).

La plupart des maladies humaines à virus filtrant
sont des maladies spéciales à l'homme, ou du
moins les seuls animaux qui les prennent autrement que sous forme anormale très atténuée sont
les grands singes anthropoïdes, chimpanzé surtout,
gorille, orangs, animaux peu communs dans les
laboratoires. De là une nouvelle difficulté dans
l'étude expérimentale de la plupart de ces maladies.
A peu près seules, la rage et la variole-vaccine sont
transmissibles aux animaux et plus susceptibles
par suite d'une étude approfondie. Maurice Raynaud, dès 1877, avait étudié l'influence que les
injections de sang d'animal vacciné à un animal
neuf peuvent avoir sur la résistance de celui-ci au
virus vaccinal. Béclère, Chambon et Ménard,
en 1896, montrèrent que le sérum de génisse vac-
cinée, recueilli hors de la période virulente, de dix

à cinquante jours après la vaccination, possède des propriétés immunisantes, en ce sens qu'injecté à une génisse neuve, il rend celle-ci réfractaire à l'inoculation vaccinale. Le même sérum est anti-virulent, c'est-à-dire que mélangé *in vitro* au vaccin, il annule plus ou moins complètement l'activité de celui-ci.

Le sérum des humains vaccinés ainsi que celui des convalescents de variole est de même doué d'un pouvoir antivirulent contre le vaccin. Le pouvoir antivirulent du sérum est très persistant et a pu être retrouvé chez certains sujets, 25 et même plus de 50 ans après la vaccination.

Camus a montré que le pouvoir antivirulent du sérum sanguin est beaucoup plus marqué que celui de l'humeur aqueuse et que celui du liquide céphalo-rachidien.

Ces faits justifient l'emploi du sérum de génisses vaccinées dans les formes graves de la variole. Béclère injectait jusqu'à 500 et 600 centimètres cubes de sérum. Dès 1893, Auché avait employé dans le même but de petites doses de sérum provenant de sang prélevé sur des hommes convalescents de variole. Cette sérothérapie antivariolique n'a pas paru suffisamment efficace. Il faudrait vraisemblablement hypervacciner les sujets donneurs par des inoculations progressives de virus exalté pour obtenir un sérum d'activité maxima.

La *rage* a donné lieu à des études analogues : Babès a montré que le sérum des animaux vaccinés contre la rage neutralise *in vitro* le virus rabique. Auguste Marie a préparé un sérum antirabique en injectant dans les veines du mouton des doses croissantes de virus fixe. Il a employé ce sérum antirabique concurremment avec la vaccination pastorienne en ajoutant à l'émulsion de bulbe de lapin employée comme vaccin deux fois autant de sérum antirabique. En employant ce procédé chez le mouton, Remlinger a constaté que 60 centimètres cubes de sérum-virus permettent de préserver de la rage un mouton inoculé par injection intra-oculaire trois jours auparavant. L'immunité est donc très rapidement acquise par ce procédé tandis qu'elle ne s'établit qu'au bout de 15 jours par la méthode pastorienne classique. Babès a employé le même procédé à l'Institut Pasteur de Bucarest contre la rage particulièrement grave consécutive aux morsures de loup enragé assez fréquentes dans ce pays. Il en a réduit la mortalité de 50 à 6 p. 100.

Des études analogues étaient difficiles pour les autres maladies humaines à virus filtrant parce que les animaux de laboratoire y étant réfractaires, elles ne pourraient être entreprises que chez l'homme. Il était indiqué, dans les formes de ces maladies susceptibles d'entraîner des conséquences graves, d'obtenir une sédation par l'injection de sérum emprunté au sang de sujets guéris ou convalescents. Dans celles de ces maladies qui sont toujours bénignes, telles que la varicelle, les oreillons, la rubéole, il n'y avait pas de raison de tenter une telle thérapeutique. Mais il est des formes particulièrement graves de la rougeole, de la scarlatine, de la grippe qui justifient une telle tentative. C'est ce qu'à fait avec succès, dans la *rougeole*, Eugène Terrien. D'autre part, MM. Nicolle et Conseil ont appliqué la méthode à la prophylaxie de la maladie. Ils prélèvent du sang chez le premier rougeoleux arrivé à la convalescence, de préférence entre le 3ᵉ et le 6ᵉ jour après le retour à la température normale, et ils en injectent 10 centimètres cubes aux enfants qui ayant été en contact avec le malade, étaient destinés à tomber malades. Le but cherché aurait été atteint. Richardson et Connor, en Amérique, ont publié plus récemment des résultats confirmatifs.

Dans la *scarlatine*, contre les formes malignes qui sont terribles, une telle manière de faire est également des plus justifiées et a été mise en œuvre par plusieurs auteurs. Le sang de convalescents prélevé vers la 2ᵉ ou 3ᵉ semaine de la maladie a été injecté frais, ou citraté, ou encore on a employé un mélange de plusieurs sérums recueillis chez plusieurs sujets (Reisz et Jungsmann, Koch, Zingher). Quand le procédé est employé précocement dans les formes hyperthermiques s'annonçant graves, on a noté parfois des chutes brusques de température et des guérisons inespérées.

Je ne rappelle ici que pour mémoire les sérums

et vaccins antiscarlatineux préconisés contre la scarlatine et préparés avec le streptocoque (voir p. 116). Le streptocoque n'est dans la *scarlatine* qu'un agent de surinfection; de même l'emploi dans la *rougeole* des sérums antistreptococcique et antipneumococcique (voir p. 118) n'a de valeur que contre les complications. Il en est de même du vaccin G de l'Institut Pasteur, appliqué à la *grippe*, et qui est un vaccin mixte à streptocoques, pneumocoques et bacilles de Pfeiffer.

Le *typhus exanthématique* a violemment sévi pendant la grande guerre en Pologne, Galicie, Roumanie et il sévit encore gravement en Russie. Ce typhus est une maladie grave, entraînant une fièvre élevée et persistante, avec état de prostration profonde, et éruption sur le tronc et les membres d'une multitude de petites taches rosées, le plus souvent uniquement congestives, parfois hémorragiques. La maladie se transmet de malade à homme sain par les poux de corps, ce qui explique qu'elle est surtout envahissante dans les agglomérations miséreuses et dans les armées.

Nicolle et Conor ont reproduit la maladie chez le singe; de leurs expériences résulte la probabilité qu'il s'agit d'un virus filtrant.

Une première atteinte confère l'immunité. Le sérum des convalescents possède un pouvoir préventif tel que l'injection sous-cutanée à un singe de 10 centimètres cubes de ce sérum le préserve contre une inoculation virulente. Mais ce pouvoir est très passager. C'est au dixième au douzième jour après la défervescence qu'il est au maximum. Souvent il a déjà disparu au 25e jour.

Legrain et Raynaud dès 1895 avaient déjà employé à titre curatif le sérum de convalescents; ils avaient obtenu des abaissements marqués de la température avec amélioration de l'état général. Treille et Legrain en 1910 ont repris la même médication ainsi qu'Orticoni pendant la guerre, mais ce dernier injectait le sérum dans la cavité rachidienne.

D'après Nicolle et Blaizot, l'effet du sérum des convalescents sur la marche de la maladie expérimentale est inconstant. Il est nécessaire d'obtenir un sérum plus actif en hyperimmunisant l'animal donneur. Ils ont injecté un âne avec des doses croissantes d'émulsion de rate de cobaye infecté. Le sérum obtenu s'est montré expérimentalement préventif et partiellement curatif. Appliqué à la maladie humaine aux doses quotidiennes de 10, 20 et jusqu'à 40 centimètres cubes, il a semblé procurer des améliorations satisfaisantes.

Il aurait été très important de pouvoir, dans les régions atteintes, vacciner contre le typhus exanthématique les troupes et la population civile. Mais on comprend qu'il est très difficile d'atténuer un virus qu'on ne voit pas et qu'on ne sait pas cultiver. Pasteur pourtant y est arrivé pour la rage. MM. Nicolle et Blaizot ont essayé d'employer comme vaccin le sang des malades en pleine maladie. Ce sang défibriné est chauffé à 56° pendant une heure. Trois injections de 1, 2 et 3 centimètres cubes à dix jours d'intervalle conféreraient l'immunité. Zlatogoroff a employé le procédé en grand dans l'épidémie régnant actuellement (1921) à Pétrograd et aurait constaté que les vaccinés sont cinq fois moins susceptibles de prendre le typhus que les non-vaccinés.

Avant d'en finir avec le typhus exanthématique, il nous faut signaler les curieux rapports qui existent entre cette maladie et une race spéciale d'un microbe particulier, hôte fréquent et en général inoffensif de l'intestin, le *Proteus vulgaris*. Chose inexpliquée, une race particulière de Proteus vulgaris, désignée par la dénomination de *Proteus X 19*, jouit de la faculté de former des agglutinats quand elle est mise en contact avec du sérum de malade atteint de typhus exanthématique. En général, ce pouvoir agglutinant du sérum des infectés s'exerce électivement sur le microbe infectant, ou s'étend au plus, en s'atténuant du reste, à quelques variétés très voisines (co-agglutinations). Dans le cas actuel, c'est tout autre chose ; il s'agit d'un microbe sans aucun rapport de cause à effet avec la maladie. On a utilisé cette particularité pour le diagnostic des typhus exanthématique. On a même essayé l'effet d'un sérum antiproteus X 19, mais on a vu qu'il n'avait aucune efficacité contre le typhus.

Il est une maladie qui, sans être jamais mortelle,

entraîne le plus souvent les conséquences les plus funestes en privant pour le restant de leur vie les enfants qui en sont atteints de l'usage d'un et parfois plusieurs membres. C'est la *poliomyélite antérieure aiguë* ou *paralysie infantile*. La maladie elle-même se réduit à un peu de malaise, une légère fièvre, mais, au cours de cet état d'apparence banale, on note que l'enfant ne peut pas remuer un ou plusieurs membres; après la chute de la fièvre, la paralysie se limite à un ou plusieurs groupes de muscles qui s'atrophient de plus en plus, ce qui entraîne l'abolition des mouvements correspondants; dans les cas étendus tout un segment de membre, et même tout un membre, est paralysé et atrophié; ce membre cesse de s'accroître proportionnellement au reste du corps et peut être réduit à un inutile moignon.

Il serait très important d'éviter ces très pénibles conséquences de la maladie. MM. Netter et Levatidi ont montré que la sérothérapie par le sérum de convalescents jouit à ce point de vue d'une efficacité certaine. On peut reproduire la maladie en série chez les singes catarrhiniens en partant d'un premier sujet inoculé avec la moelle d'un enfant ayant succombé au mal, et en inoculant les singes successifs avec la moelle du précédent. On reproduit à coup sûr la maladie après une incubation de cinq à quinze jours. L'émulsion filtrée sur bougie reste virulente ce qui prouve bien qu'il s'agit d'un microbe filtrant. Si à l'émulsion viru lente on mélange une quantité égale de sérum de convalescent on voit qu'elle a perdu toute nocivité. Le même sérum injecté au singe avant ou peu après l'inoculation virulente en annihile ou au moins en atténue les effets.

Pour l'application à la clinique humaine, M. Netter conseille de procéder de la façon suivante : on recueille du sang chez des sujets qui portent les reliquats d'une paralysie infantile; le sang le plus actif est celui des sujets dont la maladie remonte à 2 ou 3 mois au moins et 4 ou 5 ans au plus. Toutefois des sérums plus anciens ont cependant montré quelque efficacité; le sérum exsudé est réparti en ampoules de 10 centimètres cubes et soumis à la stérilisation par chauffage à 56° pendant une heure pendant trois jours consécutifs. Le sérum est injecté dans le liquide céphalo-rachidien, ou mieux dans une veine, à la dose de 10 centimètres cubes plusieurs jours de suite. L'efficacité sera d'autant plus grande que la maladie sera plus proche de son début; quand la paralysie remonte à plus de quatre jours, il n'y a plus lieu d'espérer un effet sensible.

L'*encéphalite léthargique*, cette maladie qui, au déclin de la dernière épidémie de grippe s'est manifestée par des atteintes du système nerveux revêtant les formes les plus diverses, semble se comporter, au point de vue qui nous occupe, comme la paralysie infantile, comme la rage, comme la grippe. Mais les études la concernant sont encore trop récentes pour que rien soit encore établi sur des bases suffisamment sûres.

Enfin, sans vouloir assimiler la *chorée* à une maladie infectieuse, à virus filtrant ou non, signalons ici des tentatives de traitement de la chorée à rapprocher de celles qui concernent les deux maladies précédentes : Duryca Moffett, d'une part, Brouse, Schmill et Philips d'autre part ont prélevé du sang chez des choréiques, ont laissé exsuder le sérum et l'ont réinjecté dans le liquide céphalo-rachidien. Les résultats signalés par les auteurs, guérison en une à quatre semaines, et considérés par eux comme très favorables, ne sont pas meilleurs que ceux qu'on obtient quotidiennement à l'hôpital des Enfants Malades par le traitement arsénical par la liqueur de Boudin tel qu'il a été réglé par M. Comby.

CHAPITRE XII

1° GANGRÈNES ET INFECTIONS.
2° HÉMOPHILIE ET HÉMORRAGIES.

Multiplicité des microbes dans les lésions gangréneuses; ce sont des microbes anaérobies (Veillon), sérums antigangréneux polyvalents.

Polyinfections dans les plaies de guerre : sérums mixtes polyvalents (Leclainche et Vallée).

Vaccins mixtes dans les infections des plaies et les septicémies d'origine externe. Vaccins de Delbet, de Bazy, de Pochon, de Gazin.

Sérums cytolytiques. Leur emploi dans le cancer. Sérum thyrotoxique. Hématoéthyroïdine. Sérums hémolytiques et antihémolytiques.

Hémophilie. Action antihémophilique de tout sérum animal. Action hématopoiétique du sérum d'animal saigné (Carnot). Action coagulante du sérum sérique (Dufour).

Dans les processus qui aboutissent à la gangrène, les microbes sont autres et jouent un rôle différent que dans les processus morbides habituels. En général, la gangrène ne se produit que sur des tissus déjà altérés, soient qu'ils aient été broyés et dilacérés, comme dans les plaies anfractueuses et en particulier dans les plaies par éclat d'obus ou par écrasement, soient qu'ils aient été préalablement altérés par la maladie comme dans les gangrènes pulmonaires suite d'infarctus ou consécutives à des inhalations caustiques ou à la pénétration de corps étrangers.

Dans les tissus gangréneux pullulent des microbes dont beaucoup sont *saprophytiques*, c'est-à-dire susceptibles de vivre dans les milieux extérieurs, où ils sont les agents plus habituels de la putréfaction des matières organiques. Ces mêmes microbes peuvent se trouver normalement dans le gros intestin où ils contribuent à la putréfaction des matières fécales. Ils existent fréquemment dans le sol ce qui explique la fréquence de la gangrène dans les plaies contuses souillées de terre, de fumier, ou de matières fécales.

La plupart des microbes engendrant la gangrène sont des anaérobies, c'est-à-dire des microbes vivant à l'abri de l'air. Certains sont des anaérobies stricts, c'est-à-dire qu'ils ne peuvent vivre qu'à l'abri de l'air et que l'oxygène les tue ; d'autres sont des anaérobies facultatifs, c'est-à-dire sont susceptibles également de vivre à l'air.

Il est exceptionnel qu'une seule espèce anaérobie se développe isolément dans les tissus gangrénés. Le plus souvent plusieurs et parfois de très nombreuses espèces sont associées, se développent parallèlement et contribuent par leur association à entretenir et à étendre la gangrène. Le plus souvent aussi, des microbes aérobies leur sont associés et vivent en surface de la plaie absorbant l'oxygène tandis que les saprophytes se développent en profondeur en anaérobies. Dans les plaies de guerre en particulier, le streptocoque est à peu près constamment présent dans les plaies gangréneuses et la gangrène est surtout à craindre dans les plaies anfractueuses quand l'examen direct y révèle le streptocoque. Dans les gangrènes pulmonaires, le pneumocoque et le streptocoque sont associés aux anaérobies.

MM. Veillon, Zuber, Rist et Hallé, en 1895, ont isolé et décrit dans les processus fétides et gangréneux les plus divers (pleurésies fétides, appendicites gangréneuses, otites et mastoïdites, gangrènes pulmonaires, etc.), de nombreuses espèces anaérobies. Quelques espèces autres ont été en outre caractérisées dans la dernière guerre dans les plaies de guerre gangréneuses. Contre ces processus gangréneux, M. Weinberg, au cours de la guerre, a entrepris la fabrication de sérums spécifiques contre les anaérobies le plus souvent en cause dans les plaies de guerre. Comme l'isolement et la culture des anaérobies n'est possible qu'avec un matériel spécial et demande en tout cas un certain temps, en présence d'un processus gangréneux il est indiqué d'injecter, sans attendre de renseignements plus précis, un mélange des principaux sérums. L'Institut Pasteur prépare actuellement avec les microbes de même nom :

Un *sérum antiperfringens*, un sérum *antiœdematiens*, un sérum *antivibrion septique*, un sérum *antihistolyticus*; on injecte un mélange de ces quatre sérums; certains auteurs, pour les raisons exposées plus haut, y ajoutent le sérum *antistreptococcique*. Dans les gangrènes à foyer accessible, comme les gangrènes des membres, on commence par encercler le foyer de gangrène de piqûres du mélange des sérums, puis une demi-heure après, on fait une nouvelle injection celle-ci intraveineuse. Dans les gangrènes pulmonaires, on emploie l'injection sous-cutanée, suivie d'injection intraveineuse ; on peut y joindre à l'exemple de Rathery et Francis Bordet l'injection ultralaryngée soit par les voies naturelles, soit par ponction trachéale. Des résultats favorables obtenus de différents côtés ont été communiqués à la Société Médicale des hôpitaux et montrent qu'il ne faut pas négliger cette méthode dans une affection aussi grave que la gangrène pulmonaire.

L'Institut Pasteur livre aussi un sérum antigangréneux mixte composé de deux parties de sérum antiperfringens, deux parties d'antivibrion septique, une partie d'œdematiens. Ce sérum mixte s'est montré actif même dans les gangrènes pulmonaires où le perfringens est rare et où pullulent beaucoup d'autres germes que les trois anaérobies employés. On s'est donc demandé si, dans ces polyinfections, la spécificité des sérums n'est pas au second plan ; MM. Rathery et Cambessédès ont remarqué que dans les gangrènes pulmonaires qu'ils ont traitées, les bons effets thérapeutiques se sont précipités quand le sérum a provoqué, soit une réaction locale aux points d'injection, soit des réactions générales d'urticaire, fièvre, etc., accidents que nous étudierons dans un chapitre ultérieur sous le nom d'*effets de choc*. Peut-être, d'après ces auteurs, faut-il voir dans l'action des sérums non spécifiques un effet de choc. Il en serait de même pour les autres sérums et vaccins mixtes qu'il nous reste à étudier.

Un sérum mixte encore plus complexe que celui de Weinberg a été conseillé dans les plaies de guerre souillées, à titre préventif contre les infections multiples que cette contamination rend possible. MM. Leclainche et Vallée ont fabriqué dans ce but un sérum préparé en partant de germes multiples recueillis à la surface des plaies et où dominaient des streptocoques, staphylocoques, pyocaniques, perfringens et vibrions septiques ; on l'a employé largement pendant la guerre soit en injections sous-cutanées, soit en injection dans les plaies anfractueuses ou fistuleuses, tant lors du premier pansement que lors des interventions ultérieures qui peuvent être l'occasion d'une pullulation de germes restés jusqu'alors latents.

Contre les infections locales streptococciques et les septicémies streptococciques, MM. Pierre Delbet, Girode et Beauvy ont proposé l'emploi d'un vaccin formé de cadavres de microbes pyocyaniques (8.000.000.000 pour la dose habituelle de 4 centimètres cubes de sérum) associés à 3.330.000.000 de cadavres de staphylocoques et à 1.730.000.000 de cadavres de streptocoques. Tous ces microbes proviennent de cultures atténuées par un vieillissement de quinze jours, puis tuées par chauffage à 65°. Les auteurs préconisent surtout ce vaccin dans les lymphangites, phlegmons diffus, érysipèles chirurgicaux, anthrax, furoncles. Il peut paraître étonnant de voir employer contre des infections dues uniquement au streptocoque ou plus rarement au staphylocoque un vaccin où le pyocyanique tient la première place. Les auteurs expliquent que, dans les infections à microbes pyogènes (streptocoques, staphylocoques), il ne se forme pas d'anticorps parce que les microbes ne sont pas absorbés par l'organisme. Il faut exciter celui-ci à la formation d'anticorps en injectant dans l'organisme des protoplasmas microbiens morts absorbables. La réaction est en général très vive : frisson violent, ascension à 39° ou 40° à maximum six heures après l'injection ; localement congestion intense contre laquelle il faut lutter par des pansements humides. Après douze heures, la réaction s'est atténuée. Après deux ou plusieurs jours une seconde injection, qui provoquera une réaction moindre, est pratiquée. D'après les résultats communiqués par les nombreux chirurgiens qui ont employé la méthode de Delbet, les résultats seraient surtout heureux dans les lymphangites et phlegmons, pour lesquels elle permet parfois d'éviter des incisions plus ou moins mutilantes.

Elle a surtout une valeur contre l'incident inflammatoire actuel dont elle amène la sédation en faisant souvent l'économie du passage à la suppuration, mais, comme préventive des retours de furoncles ou d'anthrax, elle ne saurait être substituée à la méthode de l'auto-vaccin, ni même du stock-vaccin antistaphylococcique.

Boidin et Tierny ont guéri avec les vaccins de Delbet sept nouveau-nés sur douze atteints d'érysipèles. Avant l'application de cette méthode ils en avaient perdu onze sur douze. En ce qui concerne spécialement les érysipèles de l'ombilic, les chiffres sont : 1 guérison sur 8 avant le Delbet ; 3 sur 8 par le Delbet. Chez les nouveau-nés les réactions générales et locales sont nulles ou légères.

D'autres auteurs ont pensé favoriser l'action du vaccin par diverses méthodes, MM. Louis Bazy et Cuvillier emploient un mélange de sérum de Leclainche et Vallée et de cultures des microbes mêmes qui ont servi à préparer le sérum. Par l'action du sérum les microbes sont précipités et agglutinés et les auteurs pensent qu'ils sont ainsi sensibilisés et plus aptes à provoquer la réaction de l'organisme. Puis le mélange est soumis à trois reprises à l'action pendant une heure de la chaleur à 56°, ce qui assure la stérilisation. Le dosage est de 60 à 80 millions de germes par centimètre cube. On injecte 1 centimètre cube et au besoin 2 centimètres cubes cinq

jours après. La méthode procurerait une immunisation rapide, du fait du sérum, et durable, du
fait du vaccin.

La méthode de Pochon et Marbais comporte
un point original : à un mélange de très nombreux microbes : staphylocoques 200 millions,
streptocoques 25, méningocoques 100, micrococcus catarrhalis 50, colibacille 100, bacille diphtérique 100, bacille d'Hoffmann 58, pyocyanique
100, protéus 170, au total un milliard de germes
pour 1 centimètre cube, ils ajoutent une dose
minime de tuberculine, un cent millième de centimètre cube. Comme à peu près tous les adultes
réagissent à la tuberculine, l'injection de ce
vaccin tuberculiné dans une plaie de guerre provoquait une très vive congestion de la surface de
la plaie favorisant l'absorption microbienne et la
destruction des microbes. Sur 400 cas d'infections diverses, ce vaccin aurait amené, dans
la presque totalité des cas, l'abaissement de la
température et n'aurait échoué que dans 14 cas
(septicémies, sujets débilités).

MM. Cazin et Danysz ont employé en gynéco-
logie des auto-vaccins mixtes, en ensemençant
sur gélose le pus prélevé dans le col utérin en cas
de métrite chronique, salpingite, pelvi-péritonite.
Les multiples microbes isolés sont cultivés séparément, puis associés dans une même dilution en
proportion variant à leur proportion relevée dans
la première culture ou par l'examen direct ; la

dilution est stérilisée par la chaleur et ce vaccin est employé soit en injections hypodermiques, soit en ingestion.

Nous voici arrivés au terme de ce qui concerne l'emploi direct des vaccins et des sérums dans la lutte contre les infections correspondantes. Nous avons épuisé l'étude de la vaccinothérapie et de la sérothérapie dans leur emploi le plus courant. Mais nous avons encore à signaler divers autres emplois en thérapeutique des vaccins et surtout des sérums.

Un de ces emplois consiste à utiliser, vis-à-vis des cellules et des productions normales ou anormales de l'organisme le pouvoir *lytique* des sérums. La *cytolyse* (χυτος, cellule) et l'*histolyse* (ιστος, tissu) sont des propriétés qu'on fait apparaître dans les sérums de même façon que la *bactériolyse*, et nous avons vu, page 83, qu'il s'agit là de la propriété générale qu'a l'organisme de former des *anticorps* contre les substances étrangères, dites *antigènes*, introduites dans l'intimité des tissus. De là l'idée d'utiliser un sérum *cytolique* ou *histolytique* dans certaines circonstances.

1° Dans les tumeurs et les cancers, il s'agit de prolifération exagérée et exubérante d'un groupe de cellules : cellules épithéliales dans les *épithéliomes* et les *carcinomes* ou cancers proprement dits, cellules conjonctives dans les *sarcomes*, cellules fibreuses dans les *fibromes*, cellules lymphatiques dans les *lymphomes*, etc. Dès 1895,

Richet et Héricourt tentèrent, en injectant dans les veines de chiens, ânes, chevaux, des tumeurs finement broyées après ablation chirurgicale, de rendre le sérum de ces animaux, recueilli après une dizaine de jours, efficace contre les tumeurs de même nature. Ils ont obtenu, ainsi que ceux qui les ont suivis, quelques résultats encourageants tels que assèchement des ulcérations cancéreuses, disparition des hémorragies, et même une certaine rétrocession de la tumeur et des ganglions; mais les améliorations ont toujours été incomplètes et temporaires, et Arloing et Courmont ont obtenu des résultats identiques avec le sérum d'âne normal et le sérum d'âne inoculé d'une tumeur. Il ne s'agirait donc pas d'une action spécifique. Aussi l'emploi des sérums anticancéreux a été abandonné. Des progrès incomparablement plus grands ont été obtenus contre le cancer, d'une part grâce aux perfectionnements de la technique chirurgicale permettant des ablations très étendues, d'autre part par l'emploi des rayons X ou du radium, le premier dans les cancers accessibles aux rayons, le second dans celui des cavités profondes;

2° Dans les processus d'hypertrophie ou d'hyperactivité de certains tissus, on a pensé que des sérums cytotoxiques pour les cellules dont se composent ces tissus auraient un effet favorable pour calmer cette hypertrophie ou cette hyperactivité. Toutefois, d'après Metchnikoff, l'arme serait à deux tranchants : des doses minimes de tels sérums ne feraient qu'exciter l'organe correspondant et pourraient par conséquent trouver leur emploi dans les hypotrophies ou les hypoactivités de cet organe ; dans les processus « hyper » il faut employer d'emblée de fortes doses.

Jean Lépine a, sur ce principe, préparé une chèvre par injection d'extrait thyroïdien pour traiter le goitre exophtalmique, ou maladie de Graves-Basedow, maladie dans laquelle la majorité des symptômes sont en rapport avec l'hyperactivité du corps thyroïde. Le même procédé a donné à Royers et Becher, sur 90 cas, 23 guérisons, 52 améliorations, 11 insuccès; 4 malades ont succombé. Il faut bien dire que ces résultats ne dépassent pas ceux qu'on obtient par le traitement médicamenteux classique.

Plus efficace semble le procédé basé sur un tout autre principe et préconisé d'abord par Ballet et Enriquez, qui consiste à employer le sérum d'animaux ayant préalablement subi l'ablation de la glande thyroïde. On a vu que, pour ce mode particulier d'emploi, l'ingestion du sang total était aussi active que l'injection sous-cutanée de sérum, et actuellement on trouve en pharmacie sous le nom d'hématoéthyroïdine des préparations destinées à être prises par la bouche ayant pour principe actif ce sang d'animal éthyroïdé.

Le sérum hémolytique, obtenu par injection sous la peau d'un animal de doses répétées de sang humain, a été employé à doses minimes par

Metchnikoff dans les anémies et les chloroses.
Nous verrons plus loin que dans les mêmes affections un autre sérum, le sérum hémopoïétique de
Carnot et Deflandre a donné aussi des résultats
efficaces.

L'injection à un animal d'un sérum hémolytique doit provoquer dans le sérum de cet animal
l'apparition de propriétés antihémolytiques. Un
tel sérum a été employé par Widal et Rostaine
dans l'hémoglobinurie paroxystique, affection qui
se révèle par des urines rouges, chargées d'hémoglobine, hémoglobine qui provient de la dissolution des globules dans le sang circulant. Depuis
lors MM. Widal et ses élèves nous ont appris que
l'hémoglobinurie paroxystiques a pour cause
des phénomènes anaphylactiques dont nous parlerons dans un prochain chapitre, et cette
connaissance permet d'agir mieux encore contre
la maladie et d'en prévenir les crises (1).

1. Bien qu'il ne s'agisse plus d'une action thérapeutique, il
nous paraît intéressant de relater ici les très curieux effets
obtenus par MM. Guyer et Smith avec un sérum anticristalli-
nien.

Ils ont préparé ce sérum en injectant dans le péritoine ou
dans les veines de poules une émulsion de cristallins de lapins
finement broyés dans de l'eau physiologique, et en recueillant
ensuite le sérum de ces poules.

Le sérum ainsi obtenu ne manifeste pas ses propriétés cris-
tallinolytiques sur les cristallins complètement formés des lapins
adultes ou même nouveau-nés. Pour observer ces propriétés,
il faut, à une lapine pleine, injecter tous les deux ou trois jours
une petite quantité de ce sérum pendant la période qui s'écoule
entre le dixième et le vingt-cinquième jour après le coït fécon-
dant; cette période est celle pendant laquelle se développe le

Après tous ces sérums, de préparation toujours assez laborieuse, il nous reste à parler de ce qui peut être obtenu avec le sérum animal normal, non préparé par des inoculations préalables de l'animal donneur, et recueilli tel qu'il est sur un animal en pleine santé; ce sérum normal a été employé avec le succès le plus complet dans la curieuse affection appelée *hémophilie*.

L'hémophilie est une maladie terrible, carac-

cristallin sous forme d'un bourgeon de la face profonde de l'ectoderme facial, qui naît en regard du bourgeon rétinien né lui-même de la vésicule cérébrale primitive; la copénétration des deux bourgeons forme le globe oculaire.

Quand les lapines ainsi traitées ont mis bas, beaucoup de fœtus avaient succombé; parmi les 61 petits lapins qui ont survécu, 9 ont présenté des lésions unilatérales ou bilatérales de l'œil, allant de la simple opacité du cristallin avec ou sans atrophie de cet organe, jusqu'à l'absence complète du globe oculaire.

Des lapins témoins, dont les mères avaient été inoculées avec du sérum de poules normales, ou de poules préparées avec d'autres organes de lapins, n'ont présenté rien de semblable. Les yeux des mères inoculées n'ont eux-même subi aucune modification, ce qui peut s'expliquer à la fois parce que l'organe adulte doit être beaucoup moins sensible aux causes d'altération, et parce que, dépourvu de vaisseaux, il ne doit guère subir le contact du sérum inoculé.

Enfin, et ce n'est pas le point le moins curieux, les petits lapins malformés ont transmis leur malformation à leur descendance quand on les a unis entre eux. Quand on les a unis à des lapins normaux, la malformation a fait défaut dans les produits de première génération, mais a reparu dans les générations ultérieures quand on a uni entre eux les produits des générations successives, les nombres des sujets sains et des sujets malformés réalisant les proportions prévues par les lois de Mendel, le caractère normal étant *dominant*, et le caractère « œil atrophié » étant *récessif*. (Pour l'exposé des lois de Mendel et la signification des termes « dominant » et « récessif », voir E. Apert, l'*Hérédité morbide*, Flammarion, éditeur, 1920.)

11

térisée par un trouble de la coagulation du sang tel que la moindre coupure, la moindre éraflure, la moindre solution de continuité des téguments devient l'origine de suintements sanguins si persistants qu'ils peuvent causer la mort par perte de sang. La maladie est héréditaire ; on a pu suivre sa transmission de génération en génération dans un certain nombre de familles des cantons suisses et dans un certain nombre de familles princières d'Allemagne ; le dernier tsarévitch, Alexis Nicolaïevitch, était atteint de cette triste maladie ; elle lui avait été transmise par la tsarine sa mère, princesse allemande, dont un frère, un oncle et deux neveux étaient morts de la même maladie. Chose curieuse, dans les familles atteintes, les hommes seuls sont atteints, mais ne transmettent pas la maladie à leur descendance, les femmes sont indemnes, mais leurs descendants mâles sont atteints dans la proportion de 50 p. 100, et, leurs filles, sans être atteintes elles-mêmes, perpétuent la maladie dans leur descendance mâle (1).

Les lésions sanguines de cette curieuse maladie ont été bien étudiées par mon collègue Emile Weil, et bien différenciées par lui des lésions différentes qui existent dans d'autres maladies hémorragipares. En outre Émile Weil a montré comment il fallait traiter ces malades.

_____

1. C'est ce type d'hérédité que j'ai décrit sous le nom « d'hérédité matriarcale ». Voir Apert, l'Hérédité morbide, un vol. de la *Bibliothèque de Philosophie scientifique*, Flammarion, éd.

Pour rendre momentanément au sang son mode normal de coagulation, et arrêter par suite les hémorragies, il suffit d'injecter sous la peau du sérum animal. Quelle que soit l'espèce dont provient le sérum, qu'il s'agisse ou non d'un animal préparé pour n'importe quel sérum antitoxique ou antimicrobien, le sérum agit de la même façon. Pour arrêter une hémorragie, on injectera donc au malade 40 centimètres cubes de sérum, si possible de sérum normal, quelle que soit l'espèce animale.

Le sérum humain sera le meilleur, comme exposant moins aux réactions sériques dont nous parlerons plus loin. En Angleterre on trouve dans le commerce des ampoules de sérum humain. Mais à défaut on peut très bien employer des ampoules de sérum normal de cheval, qu'on trouve facilement dans les pharmacies ; à défaut on peut employer n'importe quel sérum antitoxique, antidiphtérique ou autre. Enfin si on n'a aucun sérum sous la main, on peut puiser dans la veine de n'importe quel homme de bonne volonté, ou même d'un animal (veine de l'oreille d'un lapin par exemple) et injecter le sang total sous la peau.

En dehors des cas d'urgence, où il faut rapidement arrêter une hémorragie menaçante, on sera conduit à pratiquer préventivement des injections de sérum toutes les fois qu'une effraction, fût-elle minime, des téguments ou des muqueuses est à prévoir, par exemple quand il s'agit de faire tomber une dent de lait. Grâce à ces injections préventives de sérum, il est même possible chez de tels sujets de faire sans risques des opérations importantes.

Chez les sujets qui saignent spontanément, on est amené à répéter les injections de sérum à intervalles rapprochés, quelques semaines, moins au besoin. Ces injections réitérées n'avaient pour but que de parer aux conséquences de la lésion sanguine et non pas de la guérir. Toutefois Emile Weil a vu que la persévérance prolongée en ces injections répétées pouvait finalement modifier de façon définitive la tendance aux hémorragies ainsi que les troubles de la coagulation et amener la guérison de cette maladie longtemps réputée incurable.

En dehors de l'hémophilie, tous les états hémorragipares, et même beaucoup d'états anémiques sont susceptibles de bénéficier de l'emploi des injections de sérum. M. Carnot et Mlle Deflandre ont préconisé d'employer spécialement dans ces cas le sérum d'animaux ayant préalablement subi plusieurs saignées successives. Après la saignée, le sérum se montre plus actif pour exciter la production des globules sanguins et la coagulation sanguine ; il a donc le double avantage de faciliter l'arrêt rapide des hémorragies s'il s'en produit, et d'aider à une reconstitution plus prompte du taux des globules du sang.

D'autre part, MM. Dufour et Le Hello ont cherché à utiliser dans le traitement des hémorragies l'augmentation de coagulabilité sanguine qu'on note dans le sang des animaux qui ont reçu des injections de sérum. En injectant aux malades en cours d'hémorragie le sérum de ces animaux, on transmet au sang du malade cette hypercoagulabilité et les hémorragies se suspendent. MM. Dufour et Le Hello ont donné au sérum antihémorragique ainsi préparé le nom de *sérum sérique.*

Mentionnons enfin que Teissier (de Lyon) a employé dans l'urémie le sérum fourni par le sang de la veine rénale de la chèvre, dans l'idée que ce sang contiendrait des principes utiles sécrétés par le rein sain ; et que Carnot et Baufle ont employé de même dans le diabète pancréatique le sang revenant du pancréas, et ont obtenu, à la suite de l'injection, une diminution de moitié du taux du sucre dans l'urine.

Les quelques applications thérapeutiques des sérums et des vaccins qu'il nous reste encore à étudier ne pourront l'être avec fruit qu'après l'étude de certains incidents susceptibles de se produire du fait de la vaccinothérapie et de la sérothérapie. Le chapitre prochain sera donc consacré à cette étude.

CHAPITRE XIII

INCIDENTS DUS AUX SÉRUMS ET AUX VACCINS
ANAPHYLAXIE ET DÉSANAPHYLAXIE.

La « maladie sérique ». Urticaires sériques des premières injections. Aggravation des accidents dans les séries ultérieures d'injections. Explication par l'*anaphylaxie*. Formes diverses des accidents anaphylactiques selon la voie d'introduction du sérum. Voies sous-cutanée, intrarachidienne, veineuse, buccale, rectale.

La « maladie vaccinale ».

L'Anaphylaxie est une conséquence d'un phénomène plus général, l'*allergie*. Accidents anaphylactiques alimentaires. Anaphylaxie par les poussières, les odeurs. Traitement sérothérapique de l'anaphylaxie due au pollen : sérothérapie du rhume des foins.

Hémothérapie, plasmothérapie, sérothérapie comme méthodes désanaphylactisantes.

Procédés antianaphylactiques : petites doses (Besredka), dilution du sérum (Richet, Brodin et Saint-Girons), carbonate de soude (Sicard et Paraf).

Vaccins desanaphylactisants de Danysz; leur emploi dans les maladies chroniques.

Dès leurs premiers essais de sérothérapie antidiphtérique, MM. Roux, L. Martin et Chaillou avaient noté la fréquence, dans la quinzaine qui suit le traitement, des éruptions urticariennes plus ou moins accompagnées de fièvre, de malaises, de courbatures et de douleurs dans la continuité des membres. Les mêmes incidents peuvent s'observer avec tous les sérums d'animaux, qu'ils soient ou non rendus antitoxiques, et le sérum de cheval sain les provoque aussi souvent que le sérum de cheval préparé avec de la toxine diphtérique ou avec des injections microbiennes vaccinantes, et on les observe aussi bien, sauf des différences de modalité et d'intensité, avec la voie d'introduction sous-cutanée qu'avec la voie veineuse ou la voie intra-rachidienne. On les a même vu (Blechmann) à la suite de la simple application sur une plaie de compresses imbibées de sérum.

Dans notre description générale, nous aurons surtout en vue la voie sous-cutanée, qui est celle dont l'emploi est le plus fréquent. Nous parlerons ultérieurement des particularités plus spéciales aux autres modes d'administration.

Tous les sérums animaux, lorsqu'ils sont introduits sous la peau d'un animal d'espèce différente sont plus ou moins toxiques ; certains, le sérum d'anguille par exemple, sont un poison mortel. Parmi les grands animaux susceptibles de fournir une quantité notable de sérum, le cheval est celui dont le sérum est le mieux toléré par l'homme, et c'est une des raisons pour lesquelles on emploie de préférence le cheval comme donneur de sérum.

Lorsque, selon la méthode habituelle, on injecte sous la peau d'un homme ou d'un enfant 5, 10, 20, 40 c.m.c. de sérum de cheval, anti-toxique ou non (la dose ne paraît pas avoir grande importance), la plupart du temps la cloque qui a soulevé la peau disparaît en dix à vingt minutes

et, à condition qu'on ait poussé assez doucement
pour ne pas anémier la peau par compression, le
plus souvent aucune trace ne subsiste de l'injection qu'un peu d'endolorissement dans la journée
qui suit, comparable à celui qu'on ressent après
un coup modérément violent.

Chez certains sujets particulièrement sensibles,
l'injection provoque immédiatement autour du
point d'inoculation du prurit violent, déjà noté
par Ch. Richet et Héricourt lors de leurs premiers
essais de sérothérapie en 1891, et de la rougeur
de la peau, qui peut s'étendre plus ou moins
loin, ou sous forme d'un placard rouge œdéma-
teux, ou sous forme de pointillé rose ou parfois
urticarien. Ces *incidents immédiats* sont en général fugaces et ne s'accompagnent pas de phénomènes généraux, sauf dans certains cas de réinjections sériques dont nous reparlerons plus loin à
propos de l'*anaphylaxie au sérum*.

Plus importants sont les incidents plus tardifs,
qui, après une période complètement muette,
apparaissent tantôt vers le 5e, 6e, 8e, 10e jour
après l'injection, plus souvent vers le 12e, 13e, 14e
15e jour. Ils sont en général d'autant plus marqués
et plus persistants qu'ils sont plus tardifs. Réduits
à une poussée discrète et fugace d'urticaire avec
prurit, agitation et légère élévation de température dans les cas d'apparition précoce, ils consistent quand ils apparaissent vers le 13e, 14e
15e jour, en une violente éruption d'urticaire, qui,

débutant parfois, mais non toujours, aux alentours du point d'inoculation, est rapidement généralisée à tout le corps ; les papules d'urticaire confluent en grands placards saillants sur les flancs, le dos, les membres surtout aux faces d'extension ; la face est souvent injectée et comme souffletée. Dans ces éruptions tardives la forme urticarienne est parfois moins nette que dans les éruptions du 5e au 8e jour, et on peut voir des zones erythémateuses, des taches rappelant celles de la rubéole, mais toujours co-existant avec des éléments urticariens, formés d'une zone tuméfiée blanche au centre (surtout si on frotte ou si on distend la peau), rose à la périphérie. Le plus souvent des phénomènes généraux accompagnent l'éruption : vomissements au début parfois coliques et diarrhée, puis fièvre qui s'élève peu à peu, atteint 39, voire 40° le second jour, décline ensuite et a disparu le plus souvent au 4e ou au plus au 5e jour, ainsi que l'éruption elle-même.

Dans quelques cas l'urticaire prend la forme bordée de rouge vif, dite en cocarde, ou procède par grandes plaques d'érythème bordé de rouge (érythème marginé aberrant, Marfan).

Parfois la poussée urticarienne s'accompagne de douleurs plus ou moins vives dans la continuité des membres ou au niveau des articulations (arthralgies sériques), qui ne subsistent pas à la disparition de l'urticaire. Parfois aussi les ganglions des aines, des aisselles, du cou se tuméfient et deviennent sensibles au moment de l'intensité maxima de l'urticaire.

Jamais ces phénomènes ne deviennent graves. Dans les cas les plus intenses, ils ont complètement cédé après une durée maxima de quelques jours.

La proportion des sujets qui les présentent varie avec les séries, et on a constaté que certains chevaux, qu'il faut éliminer, produisent un sérum plus actif que d'autres au point de vue de ces incidents. En général 13 à 15 p. 100 des sujets sont atteints, et 5 à 6 p. 100 seulement en sont vraiment momentanément malades. Dans certaines séries la proportion a pu monter à 50 p. 100 et tomber à 4 p. 100 dans d'autres.

Il semble que l'activité nocive du sérum est plus grande dans le sérum tout à fait frais et diminue ensuite dans les deux premiers mois pour devenir fixe ultérieurement. Le chauffage à 56° a paru diminuer cette activité. Aussi l'Institut Pasteur ne livre à l'emploi thérapeutique que des sérums chauffés à 56° et recueillis deux mois auparavant.

Par quel mécanisme l'injection sous-cutanée de sérum provoque-t-elle, après 5 à 15 jours, l'éruption urticarienne et les malaises qui l'accompagnent ? Hamburger et Moro ont montré que l'apparition de l'urticaire est en relation avec l'apparition dans le sang du sujet d'une propriété qu'on met en relief de la façon suivante : si on mélange égales parties de sang du sujet et d'un mélange de sérum de cheval avec cinq parties d'eau isotonique, le mélange se trouble par la production d'un fin précipité floculeux. Cette réaction ne se produit que chez les sujets atteints d'éruption sérique, et au moment où l'éruption sérique se produit ; elle fait toujours défaut quand il n'y a pas eu d'accidents imputables au sérum ; en particulier elle manque dans les érythèmes infectieux polymorphes susceptibles de se produire dans la convalescence de la diphtérie et de beaucoup d'autres maladies infectieuses, et qui se voient chez les sujets non traités par la sérothérapie comme chez ceux qui ont bénéficié de cette méthode.

La précipitation semble un des procédés par lequel l'organisme se débarrasse de l'albumine étrangère introduite dans le milieu intérieur. Mais en même temps il se débarrasse de l'antitoxine adhérente à cette albumine, car on a pu constater que le pouvoir antitoxique du sérum des sujets traités par la sérothérapie disparaît brusquement avec l'éruption urticarienne, tandis que les sujets qui échappent à l'urticaire ne perdent que par affaiblissement lent et progressif l'immunité temporaire due au sérum.

MM. Marfan et Le Play, Lemaire, Aviragnet ont vérifié que l'apparition d'urticaire sérique est contemporaine ou suit de près l'apparition dans le sérum du malade de la propriété de donner un précipité si on y ajoute égale quantité de sérum de cheval. Ce précipité serait dû, d'après les recherches récentes des physico-chimistes, à une rupture de l'équilibre des colloïdes dans le mélange, rupture qui se traduit par une interversion de la charge électrique des particules colloïdales et une *floculation*, c'est-à-dire une réunion en amas de ces particules colloïdales ou *micelles*. L'urticaire serait dû à la précipitation des micelles colloïdales dans les espaces lymphatiques du derme Toutefois ce mécanisme ne donne qu'une explication partielle de l'ensemble des faits susceptibles de se produire ; il s'y joint des phénomènes de *choc* que nous étudierons mieux plus loin, à propos des injections secondes, où ils prennent toute leur ampleur.

Jusqu'ici, nous ne nous sommes occupés en effet que de ce qui se passe lors d'une première injection de sérum. Des phénomènes curieux se produisent parfois quand un sujet reçoit des *injections successives*. Toutefois les injections répétées quotidiennement, ou à intervalles d'un petit nombre de jours, même si elles sont continuées longtemps, ne provoquent rien de particulier. C'est quand un intervalle de temps plus considérable s'écoule que les réactions spéciales se produisent ; on les note parfois, quand des années se sont écoulées entre la première injection et l'injection ultérieure, mais c'est surtout un ou quelques mois après une première série d'injections qu'une injection nouvelle les déclanche.

Ces phénomènes peuvent être de deux ordres :

1° *Phénomènes locaux* : ils consistent en une induration inflammatoire locale qui se produit très rapidement après l'injection seconde de sérum. M. Arthus a décrit des phénomènes locaux semblables chez le lapin qui reçoit des injections successives de sérum. M. Marfan a proposé en conséquence de nommer ce phénomène *phénomène d'Arthus*. On ne l'observe pas en clinique dans les conditions habituelles, quand on répète à un ou à quelques jours d'intervalle les injections de sérum pour traiter une diphtérie; on peut toutefois le provoquer en injectant une dose de sérum de cheval sous la peau à un sujet qui vient d'être atteint d'une urticaire intense et généralisée à la suite d'injections antérieures de ce sérum. Or c'est le moment où le sang de ce sujet est précipitant pour le sérum de cheval. On peut donc croire que le phénomène d'Arthus est dû à la précipitation immédiate du sérum *in loco*. On comprend qu'alors il ne puisse plus se produire d'urticaire et l'expérience vérifie qu'on n'observe en effet pas d'urticaire quand il a existé des phénomènes locaux bien prononcés. Leur existence exclut celle des phénomènes généraux.

2° *Phénomènes généraux.* — Ils sont de même nature que ceux qui se produisent 14 fois sur 100 en moyenne après une première injection ou série d'injections. Mais (et c'est en ceci que réside la particularité) l'urticaire et les phénomènes qui l'accompagnent se produisent plus fréquemment, plus précocement et plus intensément dans ces injections secondes que dans les injections (ou séries d'injections) subies par des sujets n'ayant encore jamais été traités par la sérothérapie.

La toxicité du sérum se montre donc plus

grande à une seconde administration qu'à une première. Cette exaltation de toxicité à une seconde administration est le fait qui a été décrit et étudié par M. Ch. Richet sous le nom d'*anaphylaxie* (contraire de la prophylaxie). Il a vu que, quand on a injecté à un animal une première fois une dose inoffensive de certaines substances toxiques (*injection préparante*), il arrive, dans certaines conditions que l'injection d'une même dose une seconde fois (*injection déchaînante*), peut causer des accidents toxiques graves. Il ne s'agit pas d'accumulation, car le fait ne se constate pas de suite; il n'est au contraire susceptible de se produire que tardivement alors que la première dose a eu largement le temps d'être éliminée. C'est seulement qu'après un temps d'incubation qui n'est jamais inférieur à une quinzaine de jours, que le phénomène se produit. Il a lieu particulièrement avec des substances complexes d'origine organique, ce qui est bien le cas du sérum; toutefois des substances chimiques bien définies et cristallisées peuvent également le produire (1).

En ce qui concerne le sérum, les phénomènes

1. On a donné à ces derniers faits le nom d'*anaphylaxie indirecte* en pensant que dans ces cas la substance cristallisée agit uniquement en provoquant la formation dans l'organisme d'une substance albuminoïde qui serait la vraie cause des accidents anaphylactiques. Il n'en est pas moins vrai que des substances cristallisées telles que l'aspirine, le pyramidon, l'antipyrine, l'émétine, même en ingestion, provoquent chez certaines personnes, des accidents anaphylactiques.

généraux relevant de l'anaphylaxie peuvent se manifester des deux façons.

Premièrement, ils peuvent être bénins et consister seulement en une plus grande précocité et une plus grande intensité des phénomènes susceptibles de se produire déjà après une première injection (éruption urticarienne, vomissements, fièvre, arthralgies). On voit par exemple une urticaire intense survenir dès le 7ᵉ, 5ᵉ, 3ᵉ jour, alors qu'il est de règle, à la suite d'une première injection que les éruptions apparaissent d'autant plus tardivement qu'elles sont plus intenses, et qu'on n'observe guère alors d'éruption violente, généralisée et accompagnée de phénomènes généraux marqués que vers le 10ᵉ et surtout 14ᵉ jour. Cette première forme bénigne est la plus fréquente, et c'est pour ainsi dire elle uniquement que l'on observe tant qu'on se borne à des injections sous-cutanées.

La seconde forme, beaucoup plus grave, s'observe rarement. Dans cette forme les accidents sont brutaux et prennent d'emblée une allure des plus inquiétantes. A peine a-t-on poussé les premières gouttes de liquide que le patient pâlit brusquement, est pris d'angoisse, défaille; presque immédiatement, à la pâleur livide de la face succède la cyanose des lèvres et une coloration rouge vif intense de la face, puis de tout le corps; la face se congestionne de plus en plus, passe du rouge-vif au noirâtre, se bouffit, devient hideuse; de l'écume apparaît aux lèvres; la perte de connaissance est absolue; les pupilles très dilatées; tous les muscles du corps en résolution; la respiration suspendue; le pouls ne se sent plus; parfois il y a émission d'urine et de matières; la mort peut survenir.

Heureusement assez souvent cet état ne dure pas; des mouvements respiratoires faibles et intermittents réapparaissent; la peau passe par des alternatives de pâleur livide et de congestion rosée; le pouls revient très faible d'abord, très rapide; la sensibilité reparaît, les accidents peu à peu rétrocèdent, et après plusieurs heures il ne reste de cet état si grave que de l'affaiblissement, de la torpeur, des marbrures des téguments et parfois de l'urticaire et du prurit. Toutefois pendant plusieurs jours peuvent persister de la fièvre, de l'abattement, des troubles respiratoires, des arythmies cardiaques, de l'albuminurie, mais en général au bout de 5 à 6 jours, le rétablissement est complet.

Cette seconde forme, si grave, s'observe rarement, du moins quand il s'agit d'injections sous-cutanées. Au pavillon de la diphtérie de l'hôpital des Enfants-Malades, où plusieurs milliers d'injections de sérum sont pratiquées chaque année, deux fois seulement des accidents graves, on peut même dire effrayants, ont été notés. Dans un de ces cas, rapporté par mon collègue Hallé, il s'agissait d'un enfant qui, lors des premières injections faites quatre jours de suite pour une angine diphtérique grave, avait très fortement réagi par une urticaire intense et des arthralgies immédiatement après la troisième injection, puis par une augmentation de l'urticaire et des arthralgies sitôt après la quatrième. Six semaines après cette quatrième injection, il fut de nouveau atteint de diphtérie (ce qui confirme bien que l'immunité disparaît vite quand il y a eu urticaire sérique) et il y eut obligation de lui réinjecter du sérum. M. Hallé, en raison des antécédents, se méfia, tint à assister à l'injection, et la fit pousser avec la plus grande lenteur. En une minute, pas plus d'un centimètre cube avait pénétré sous la peau quand éclatèrent les accidents tels qu'ils ont été décrits plus haut. Si effrayants qu'ils soient, ils sont si rares d'une part, et la diphtérie non traitée par la sérothérapie est si terrible d'autre part, que la règle impérative de traiter toute diphtérie par la sérothérapie reste absolue.

Dans les *injections de sérum intrarachidiennes*, telles qu'on les pratique contre la méningite cérébro-spinale, les accidents sont plus fréquents que dans les injections sous-cutanées. On peut en distinguer trois formes.

1° Eruptions sériques avec fièvre, arthralgies, comme dans les injections sous-cutanées, et à peu près aussi intenses et aussi fréquentes.

2° Accidents méningés locaux : il s'agit de troubles au point d'injection comparables pour les méninges à ce qu'est le phénomène d'Arthus pour les injections sous-cutanées; ils ne se présentent jamais à la première injection, mais au cours d'une série d'injections répétées, quotidiennement ou à quelques jours d'intervalle, et en général vers la 5e ou 6e injection. L'injection est immédiatement suivie de douleurs rachidiennes violentes, de céphalalgie, de recrudescence de la fièvre et des contractures. Si on fait alors une nouvelle ponction lombaire on voit que le liquide, au lieu d'être puriforme et d'apparaître au microscope chargé de méningocoques et de polynucléaires en désintégration, est ambré, sans méningocoques, et avec beaucoup de polynucléaires parfaitement intacts. Il faut se garder de confondre cette fausse méningite sérique avec une rechûte de méningite cérébro-spinale; dans ce dernier cas, la continuation des injections rachidiennes s'imposerait; dans le second, elle perpétuerait et aggraverait les accidents; l'examen microscopique du liquide permet de faire la distinction.

3° Enfin les phénomènes d'anaphylaxie, si rares dans les injections sous-cutanées, s'observent avec fréquence, du moins dans leur forme atténuée. Peu après l'injection, le malade accuse de l'angoisse, de l'inquiétude; sa respiration s'accélère, devient pénible, anxieuse; le pouls faiblit; la pression artérielle baisse; il peut survenir des nausées et des vomissements; à la pâleur livide de cette première période succède de la congestion faciale, parfois suivie de rougeur plus ou moins généralisée des téguments, d'œdèmes locaux, d'urticaire à grandes plaques; les phénomènes vont ensuite diminuant et ont disparu quelquefois après quelques heures, quelquefois seulement après deux ou trois jours.

Mais dans certains cas heureusement plus rares. les phénomènes sont aussi intenses que ceux de la grande crise anaphylactique décrite plus haut, et dans plusieurs cas ils ont entraîné la mort. Le meilleur procédé pour éviter une aussi terrible éventualité est de traiter d'emblée la méningite cérébro-spinale par de fortes doses de sérum de façon à obtenir rapidement la sédation des symptômes et à pouvoir cesser la sérothérapie d'assez bonne heure pour avoir peu à craindre des accidents qui ne surviennent qu'exceptionnellement à la suite des premières injections.

Les *injections intraveineuses* ont l'avantage d'entraîner une diffusion très rapide du sérum qui assure une action plus immédiate. Les auteurs qui les ont préconisées (J. Courmont 1905) ajoutaient que les incidents sériques étaient plus rares par ce mode d'administration. Un emploi plus étendu a montré qu'ils ne faisaient pas défaut; des incidents graves de type anaphylactique ont été même observés plus d'une fois.

Les *injections intramusculaires* permettent une absorption un peu plus rapide que les injections sous-cutanées et n'exposent pas plus qu'elles aux incidents sériques.

La *voie digestive* n'a que des indications exceptionnelles. Il faut rejeter l'*absorption buccale*, car après ingestion même de grandes quantités de sérum antitoxique, on ne retrouve pas de pouvoir antitoxique dans le sang; le pouvoir antitoxique du sérum ingéré a été détruit par les sucs digestifs en même temps que les albumines qu'il accompagne dans le sérum (1). *L'administration rectale* n'a pas le même inconvénient : le sérum, administré en lavement, est absorbé lentement et partiellement, et le pouvoir antitoxique ou antimicrobien du sérum administré peut être constaté dans le sang. En général, on recherche plutôt la pénétration rapide du sérum dans l'or-

1. M. Kopaczewski a récemment (Ac. des Sciences, 6 Juin 1921) signalé des accidents graves survenus à la suite d'une première injection sous-cutanée de sérum antidiphtérique chez des enfants nourris presque exclusivement de viande de cheval. Chez les Tartares dont la nourriture habituelle est la viande de cheval et le lait de jument, l'emploi des sérums est régulièrement suivi dès la première injection d'incidents fâcheux. Il semble donc qu'il y a eu sensibilisation par absorption digestive d'albumines de cheval. Toute l'histoire des anaphylaxies d'origine alimentaire montre du reste la possibilité de sensibilisations de ce genre. Il n'en est pas moins vrai que dans les conditions habituelles les sérums antitoxiques sont inactifs par voie buccale. M. Rohmer (de Strasbourg) a récemment (Congrès de médecine de Strasbourg, 1921) publié des recherches d'où il résulte que l'administration buccale du sérum antitoxique à des nourrissons n'est suivie de l'apparition de la propriété antitoxique dans leur sang que dans les maladies entraînant une perméabilité anormale de la muqueuse intestinale, en particulier dans le choléra infantile.

ganisme, en sorte que l'administration rectale n'est pas habituellement recommandable. Elle peut toutefois être à conseiller du fait d'indications spéciales, en particulier quand il y a lieu de craindre des accidents sériques anaphylactiques. Il faut toutefois savoir que l'administration rectale ne met pas de façon absolue à l'abri de l'urticaire sérique, et a parfois joué le rôle d'injection préparante vis-à-vis d'une injection ultérieure déchaînante pratiquée par voie sous-cutanée.

Avec les vaccins, on n'a pas occasion de voir des phénomènes anaphylactiques aussi fréquemment qu'avec les sérums, d'abord parce que la vaccination est en général obtenue après seulement une, deux ou au plus trois injections, ensuite parce que le vaccin n'a pas pour support, comme l'antitoxine, des albumines d'origine animale susceptibles de devenir toxiques. Néanmoins, en dehors des accidents dus au pouvoir virulent ou toxique du vaccin lui-même, et qu'on doit éviter avec une technique et un dosage bien déterminés pour un même vaccin, il arrive parfois qu'une vaccination provoque chez certains sujets des accidents tels que fièvre, malaise, affaiblissement et amaigrissement plus ou moins durables, qui manquent complètement chez les sujets normaux. Les sujets ainsi sensibles sont spécialement ceux qui sont déjà en proie à une infection chronique. Ainsi, lors des vaccinations antityphoïdiques pratiquées en masse sur les troupes dans la dernière guerre, les vaccinations ont été le plus souvent très bien supportées, mais ont rendu malades certains sujets; on a presque toujours pu vérifier qu'il s'agissait d'hommes atteints de tuberculose latente, ou parfois de syphilis récente ou ancienne, ou d'infections chroniques atténuées soit de l'arbre respiratoire, soit du tube digestif. Il y a là une sorte d'anaphylaxie dans laquelle l'infection préexistante joue le rôle d'injection préparante et la vaccination le rôle d'injection déchaînante.

MM. Nobécourt et Peyre, qui ont bien étudié cette « maladie vaccinale », signalent un mode de début brusque par fièvre, frissons, douleurs de quelques minutes à une demi-heure après l'injection; la fièvre s'élève au début jusqu'à 39° ou 40° et dure deux, trois ou quatre jours; le pouls est modifié, tantôt sa fréquence est exagérée, tantôt il est ralenti; les troubles digestifs, perte d'appétit, diarrhée, vomissements, sont la règle; on peut déceler dans le sérum sanguin des malades la présence de pigments biliaires. Les phénomènes douloureux (courbature générale, endolorissement des membres inférieurs) sont très accentués. Les urines sont rares et parfois albuminuriques. On peut constater une rétention anormale d'urée dans le sang et des troubles de la sécrétion urinaire. Les quatre cas de « maladie vaccinale » observés par MM. Nobécourt et Peyre ne concernaient que trois fois des revaccinés. Il est encore impossible de préciser le mécanisme des accidents.

Outre la maladie vaccinale, on a noté parfois chez des tuberculeux des conséquences plus graves, poussée granulique ou localisation méningitique. Il est donc important de s'abstenir chez les tuberculeux des vaccinations préventives.

Les phénomènes d'anaphylaxie, tels que nous venons de les constater à la suite des injections de sérum ou des vaccinations, ne peuvent être bien compris que par l'étude de l'anaphylaxie en général. Les phénomènes anaphylactiques, en effet, ne sont pas propres aux sérums et aux vaccins, mais peuvent être provoqués par beaucoup d'autres substances. Il peut s'agir d'aliments : par exemple l'absorption de poisson, ou de coquillages, de fraises, provoque chez beaucoup de personnes des poussées urticariennes avec fièvre, malaises, semblables à celles qui surviennent après l'injection de sérum. Des aliments plus usuels tels que haricots verts, œufs, pommes de terre, même le lait provoquent chez certains sujets à certains moments des phénomènes toxiques : vomissements, tendances syncopales, état d'embarras gastrique, parfois accompagnés d'urticaire. Certains médicaments chez certains sujets prédisposés agissent de même : aspirine, antipyrine, opium, poudre d'ipéca, etc. Ce n'est pas seulement par ingestion, ou par injection sous-cutanée que les substances anaphylactisantes manifestent leurs propriétés, mais aussi par voie respiratoire, qu'il s'agisse de poussières (poudre d'ipéca déjà nommée, pollen de certaines plantes) ou d'odeurs (odeur de mouton, odeur de cheval). Il suffit de déposer une parcelle infinitésimale de la substance nocive sur la conjonctive pour provoquer une réaction locale intense pouvant s'accompagner de réaction générale. On peut de même provoquer une réaction cutanée après scarification identique à celle de la cutiréaction à la tuberculine.

Enfin certaines influences purement physiques peuvent déclancher la crise : un coup de froid par exemple, ou l'immersion d'une extrémité dans l'eau froide, ou encore l'exposition du corps ou d'une partie du corps au soleil, ou une application de rayons X; mais dans tous ces cas, il faut noter que seules quelques personnes sont sujettes aux accidents. Le plus souvent, elles n'ont rien présenté de semblable dans la plus grande partie de leur existence : un jour les accidents se déchaînent.

Le plus curieux est que, bien souvent, il s'agit de sujets qui pendant longtemps ont sans incident usé plus que d'autres de la substance incriminée. L'usage répété semble déclancher la propriété nocive. Par exemple c'est chez des pharmaciens maniant journellement depuis longtemps la poudre d'ipéca qu'on observe le plus souvent la sensibilité anaphylactique à l'ipéca; c'est chez des maquignons qu'on voit les accidents provoqués par l'odeur ou le contact des chevaux, et chez des marchands de mouton qu'on a signalé l'intoxication à l'approche d'un troupeau de moutons; c'est chez les jeunes enfants au régime lacté exclusif qu'on voit se développer à un moment donné l'intolérance pour le lait.

Chez les sujets ainsi « sensibilisés », il suffit souvent d'une très minime quantité de la substance nuisible pour provoquer les accidents. Certaines personnes sont si sensibles aux œufs qu'il suffit qu'elles aient absorbé à leur insu une minime quantité d'œuf dans une préparation culinaire quelconque, sauce, potage ou autre, pour ressentir les malaises caractéristiques. Il faut noter que, chez certains sujets, le blanc d'œuf cru est seul toxique et nullement le blanc d'œuf cuit, ou inversement; ou encore certains sujets, intoxiqués par l'œuf de poule, supportent très bien l'œuf de cane. On a même cité des spécialisations encore plus restreintes. M. Genévrier a rapporté l'histoire d'un enfant qui était empoisonné par les haricots flageolets et pouvait, sans incident, s'alimenter d'haricots blancs; M. Pagniez connaît un sujet qui n'a d'urticaire après ingestion de fraises que dans un canton de Suisse, et qui peut ingérer impunément les fraises d'autre provenance.

Inversement, certains sujets, une fois sensibilisés, voient les accidents reparaître pour les causes les plus diverses et sous les influences les plus minimes; j'ai connu autrefois une malheureuse femme qui pendant plusieurs années ne pouvait s'alimenter sans se donner une crise d'urticaire très pénible avec bouffissure du visage et prurit intense; tous les essais d'alimentation exclusive furent vains; pendant certaines périodes les poussées suivant le repas, s'atténuaient, pour reprendre à d'autres périodes plus de violence, sans qu'aucune influence ait pu être mise en relief. Le mal a fini par ne revenir que de loin en loin.

Il y a tous les intermédiaires entre une anaphylaxie aussi universalisée, et l'anaphylaxie très strictement limitée dont nous avons cité des exemples. Il en est de même pour la spécificité de l'agent sensibilisateur. Si le plus souvent il provoque la spécificité seulement pour l'agent déchaînant de même nature, parfois on voit des combinaisons plus bizarres. Marcel Labbé a pu observer l'établissement d'un état de sensibilité extrême à l'ingestion de fraises, survenu à la suite d'une injection de sérum antidiphtérique qui avait déterminé une intoxication sérique intense avec anurie complète et état général très grave.

L'unité du mécanisme anaphylactique quelle que soit la substance anaphylactisante est prouvée tout d'abord par l'identité des manifestations : il n'y a aucune différence entre l'urticaire sérique et l'urticaire provoquée par une substance alimentaire. M. Widal et ses élèves ont administré une autre preuve de cette unité en montrant que dans tous les cas la manifestation anaphylactique est accompagnée et même précédée de quelques heures par une modification du sang qui se retrouve dans tous les cas, et qui consiste en chute notable de la pression sanguine, diminution rapide de la proportion des globules blancs par rapport aux globules rouges, variations de l'indice réfractométrique du sérum. Ces auteurs ont donné à cet ensemble le nom de *crise hémoclasique*.

Ils ont en outre établi que la crise hémoclasique n'est pas uniquement le fait des réinjections. On l'observe précédant les accidents urticariens consécutifs à une seule injection de sérum. On l'observe aussi toutes les fois qu'on injecte dans le sang une solution d'albumine étrangère.

Cette sensibilité aux injections secondes tient à ce que l'organisme qui a subi une première imprégnation par une substance étrangère en reste modifié de telle sorte qu'il réagit autrement à une seconde imprégnation. Cette manière autre de réagir est désignée sous le nom d'*allergie* (Pirquet) (αλλος, autre; εργος, réaction). C'est l'allergie qui fait qu'à une revaccination anti-variolique, le bouton de vaccin est à la fois plus précoce et moins développé qu'à la vaccination première. Il y a là un mélange de plus grande sensibilité, puisque le mal apparaît plus rapidement, et d'immunisation relative puisqu'il guérit plus vite, et est moins violent.

De même, lorsqu'on inocule des doses successives de substance étrangère, on modifie la façon

de réagir de l'organisme, et, dans certaines conditions, qui se réalisent dans l'anaphylaxie, la
réaction devenue plus précoce et plus subite
comporte des conséquences graves. Le mécanisme paraît en être une hémoclasie brutale, un
choc hémoclasique entraînant dans le sang une
perturbation intense.

Quant à l'hémoclasie elle-même, elle n'est que
l'ensemble des manifestations par lesquelles se
traduit dans le sang circulant un phénomène
plus général, auquel MM. Widal et Abrami ont
donné le nom de *colloïdoclasie;* la colloïdoclasie,
c'est la rupture de l'équilibre physique qui existe
entre les substances colloïdales nombreuses qui
coexistent dans le plasma, non seulement dans le
plasma circulant dans le sang et la lymphe, mais
aussi dans celui qui imbibe les éléments des
tissus. L'hémoclasie en est seulement la traduction dans le sang, de même que les phénomènes
de choc en sont la manifestation clinique.

Les phénomènes de choc hémoclasique ont été
retrouvés par MM. Widal et ses élèves dans
nombre d'affections dont la nature a longtemps
échappé et qu'on doit considérer à présent comme
la conséquence de réactions anaphylactiques : il
en est ainsi de beaucoup d'affections survenant
par crises, telle que certaines variétés de migraine,
d'asthme, de coryza spasmodique, d'entérite,
d'hémoglobinurie paroxystique. On a pu voir que
les accès de migraine étaient liés chez certains

sujets à l'absorption de certaines substances (chocolat, Pagniez), et qu'il en était parfois de même de l'asthme (charcuterie, Cordier), que Lasègue considérait déjà comme l'urticaire des bronches. Quand la substance provocatrice agit surtout comme poussière et comme odeur, la réaction se produit de préférence, cela se comprend, sous forme de coryza spasmodique avec larmoiement ou sous forme d'asthme. De même le froid provoque plus spécialement les crises hémoglobinuriques. Mais des dispositions individuelles font que le froid provoque chez certains sujets des poussées d'urticaire (maladie de Quincke), de coryza spasmodique, ou d'asthme, et on voit parfois les différentes formes de réaction anaphylactique alterner chez un même sujet.

En passant de l'étude de l'anaphylaxie liée aux injections de sérum à celle de l'anaphylaxie en général, ou due aux odeurs ou aux poussières, j'ai pu sembler m'écarter sensiblement du sujet de ce livre. L'intérêt et la nouveauté du sujet pourraient excuser ma digression. En réalité, cette extension était nécessaire, non seulement pour expliquer comment on peut remédier aux accidents dus au sérum, mais aussi parce que la sérothérapie a été appliquée à la prévention des accidents anaphylactiques. On l'a employé surtout contre les crises de coryza spasmodique provoquées par le pollen et connues sous le nom de *rhume des foins*.

Certains sujets sont pris tous les ans à la même époque, au mois de mai, au moment où les graminées de prairies sont en fleur et émettent leur pollen, d'éternuements très persistants, de larmoiement intense, de sécrétions nasales liquides abondantes; ce pénible état persiste quelques semaines puis disparaît. Certains sujets ne sont pris que dans certaines localités, et on a pu mettre en relief des sensibilités électives au pollen d'une espèce donnée qui expliquent l'influence des localités par la présence ou non de plantes de cette espèce. Pour appliquer la sérothérapie à cette affection curieuse, on a employé le procédé suivant : on injecte dans le péritoine d'un animal une solution tenant en suspension des grains de pollen cueillis en grande quantité sur les plantes reconnues nuisibles. On répète les injections en augmentant chaque fois la quantité de pollen injecté. L'animal est saigné et son sérum réparti en petites ampoules. Ce sérum n'est pas employé en injections sous-cutanées, mais en instillations dans les conjonctives et les fosses nasales, c'est-à-dire que chaque matin avant de sortir, et au besoin une seconde et même une troisième fois dans la journée, une goutte de sérum est versée dans chaque œil et quelques gouttes dans chaque narine; on peut encore pulvériser le sérum dans les fosses nasales avec un pulvérisateur.

Un autre mode de préparation consiste à dessécher le *sérum antipollénique*, à le pulvériser et à le mélanger à une poudre inerte, lactose par exemple, et à en faire priser dans chaque narine plusieurs fois par jour.

La *sérothérapie antianaphylactique* a été encore appliquée selon une autre méthode. On injecte au malade sensibilisé pour une substance quelconque une vingtaine de centimètres cubes de son propre sérum. Ou bien on puise vingt centimètres cubes de sang dans la veine du malade, et on le réinjecte immédiatement sous la peau (*hémothérapie*, Widal) ou bien on recueille la même quantité de sang dans de l'eau citratée, de façon à éviter la coagulation, on centrifuge, et on injecte le plasma surnageant (*plasmothérapie*); ou encore, on laisse coaguler le sang, on élimine le caillot et on réinjecte le sérum (*sérothérapie* proprement dite).

Au lieu de réinjecter le sérum sous la peau (Dossin), on peut le réinjecter dans la veine. Toutefois l'action n'est alors obtenue que si le sérum a été modifié par un séjour de quelques heures à l'étuve. Dans ces conditions, la réinjection provoque une crise modificatrice dans le sang et on espère ainsi obtenir la désensibilisation. Aux mains d'Achard et Flandin, la méthode a donné chez les asthmatiques des résultats si favorables qu'une année durant les crises ont été assez atténuées pour que cela correspondit pratiquement à la guérison.

Quant à la méthode de *désensibilisation ana-*

phylactique préconisée par M. Besredka, elle repose sur un tout autre principe; si chez le sujet sensibilisé, une dose forte de l'agent anaphylactisant provoque la crise d'anaphylaxie, une dose faible a, au contraire, pour effet de diminuer la sensibilité; on peut du reste commencer par une dose très faible, puis injecter une dose un peu plus forte et ainsi de suite, et on obtient ainsi finalement la résistance absolue à des doses qui auparavant auraient été plus que suffisantes pour déclancher la crise.

Cette méthode peut être employée dans la sérothérapie quand on craint des accidents anaphylactiques. On peut commencer par injecter une dose minime, puis attendre quelque temps pour injecter une dose un peu plus forte, enfin arriver à la dose thérapeutique désirée. On peut aussi commencer par une administration rectale, nous savons que le sérum s'absorbe par cette voie très lentement. Par un procédé analogue, on peut, quand on doit pratiquer une injection intrarachidienne ou intraveineuse de sérum, la faire précéder, deux ou trois heures auparavant, par une injection sous-cutanée d'une dizaine de centimètre cubes du même sérum.

Si toutefois le temps presse eu égard à l'état du malade et s'il est nécessaire d'injecter sans tarder le sérum dans le rachis, comme dans les méningites cérébro-spinales par exemple, il sera indiqué de ne pousser tout d'abord que quelques gouttes, puis d'attendre plusieurs minutes l'aiguille en place avant de pousser la fin de l'injection.

M. Sicard a préconisé pour les injections intra-veineuses un procédé ingénieux qui permet de ne lâcher dans la circulation la quantité injectée de sérum qu'après l'avoir laissé y filtrer en petite quantité. Il injecte d'abord quelques gouttes de sérum dans la veine, en laissant en place le lien avec lequel on a comprimé le bras pour faire saillir le cordon veineux; il attend cinq minutes avant de desserrer ce lien et d'injecter le restant du sérum. Cette *topophylaxie*, comme il l'appelle, réalise par un autre procédé la *skeptophylaxie* de Besredka, c'est-à-dire l'injection préalable d'une petite dose permettant ensuite l'administration d'une dose plus forte sans inconvénient.

MM. Flandin, Tzanck et Roberti ont tout récemment (*Soc. méd. des hôpitaux*, 28 oct. 1921) publié un procédé qu'ils appellent *exohémophy-laxie*, qui réaliserait avec plus de facilité et moins de risques les buts recherchés par la topophy-laxie; ils n'emplissent que partiellement la seringue avec la substance à injecter, et, après avoir piqué la veine, au lieu de pousser le piston, ils aspirent le sang dans la seringue et, sans retirer l'aiguille, attendent cinq minutes avant de réinjecter le mélange. On voit qu'ils réalisent dans la seringue ce que M. Sicard fait dans la veine au-dessous de la ligature. Presque en même temps, au Congrès de Strasbourg (oct. 1921),

M. Gastou a préconisé une technique analogue.

L'emploi de l'adrénaline permettrait de prévenir les accidents anaphylactiques graves. Il s'agit là plus d'une médication symptomatique que d'une véritable antianaphylaxie. Il en est de même de l'ingestion de chlorure de calcium (2 à 3 grammes par jour), qui diminue le nombre et l'intensité des urticaires sériques, mais sans prémunir complètement contre eux. De même l'usage de la peptone par voie gastrique, plutôt recommandé du reste dans les anaphylaxies alimentaires que contre les érythèmes sériques.

MM. Ch. Richet, Brodin et Saint-Girons ont, d'autre part, montré que le pouvoir déchaînant du sérum est supprimé si on l'additionne de neuf fois son volume d'eau salée isotonique. Ils préconisent de faire précéder toute injection de sérum, et surtout les injections intrarachidiennes et intraveineuses, d'une injection sous-cutanée d'un mélange de deux centimètres cubes du sérum avec 18 centimètres cubes d'eau isotonisée.

Enfin on a signalé que l'addition au sérum d'une petite quantité de solution d'oléate de soude (Vahran), de bicarbonate de soude (Kopaczewski), ou d'hyposulfite de soude (Lumière et Chevrotier) annihilerait la sensibilité au sérum. Cela résulterait d'une diminution de la tension superficielle du mélange. Pour ma part je n'ai pas constaté par ces procédés de diminution dans la proportion habituelle (10 à 15 p. 100) d'urticaires sériques.

MM. Sicard et Paraf ont préconisé l'injection préalable dans la veine, immédiatement avant l'injection de sérum, de 1 à 2 grammes de carbonate de soude dilué dans 50 centimètres cubes d'eau distillée. Il s'agirait là d'un phénomène d'ordre physique; le carbonate de soude empêche *in vivo* et *in vitro* la production de précipitines dans le mélange « sérum précipitable — sérum précipitant ».

Toutefois, M. Arthus a démontré que la réaction anaphylactique peut se développer indépendamment de l'apparition du pouvoir précipitant. Si on prépare un lapin par des injections de sérum de cheval, le sérum de ce lapin devient précipitant pour le sérum de cheval et il ne l'est pas pour l'ovalbumine; cependant une injection d'ovalbumine produit des accidents d'anaphylaxie chez ce lapin avec la même intensité que le sérum de cheval. Tandis que chez le chien l'anaphylaxie est spécifique, c'est-à-dire ne se produit que si l'injection déchaînante est de même nature que l'injection préparante, chez le lapin un antigène quelconque provoque des accidents après préparation par un autre antigène quelconque. L'homme se comporte le plus souvent comme le chien, mais quelquefois comme le lapin, en sorte qu'il n'est pas certain qu'il suffise chez lui d'entraver la production de précipitines pour se mettre à l'abri des incidents anaphylactiques. Toutefois, comme la production de précipitines traduit le déséquilibre apporté dans le complexe colloïdal et que les phénomènes anaphylactiques dus à la colloïdoclasie sont, eux aussi, un phénomène de ce genre, on comprend qu'il y ait quelque parallélisme entre les deux phénomènes.

Certaines applications de la sérothérapie ont pu être considérées comme des utilisations thérapeutiques du choc anaphylactique. Peut-être faut-il considérer ainsi les résultats que nous avons déjà signalés, obtenus par Achard et Flandin chez les asthmatiques en leur réinjectant dans les veines leur propre sérum après un séjour à l'étuve qui modifie les conditions d'équilibre des colloïdes. Le même procédé peut être employé, parfois avec succès, pour juguler dès leur début les bouffées délirantes des psychopathes. Déjà, dès 1667, Denis (de Paris) avait rendu la raison à un fou en pratiquant la transfusion du sang; la guérison se maintint un an, mais l'année suivante, les troubles mentaux reprirent et, à une nouvelle transfusion « à peine l'opération fut-elle commencée que le malade fut pris d'un violent tremblement de tous ses membres, la transfusion ne fut pas faite et le malade mourut dans la nuit ». Cet accident, peut-être anaphylactique, amena la condamnation de Denis par le tribunal du Châtelet et un arrêt du Parlement interdisant la transfusion à peine de punition corporelle. Ce fut la fin de la thérapeutique intraveineuse qui ne reprit de lustre que deux cents ans après, en 1870, grâce aux heureuses tentatives de Dujardin-Beaumetz. Il faut du reste savoir que le sang humain transfusé peut donner, tout comme les sérums animaux, des éruptions déjà décrites dès 1874 par Dallera.

M. Danysz considère comme un procédé anti-anaphylactique la méthode des entérovaccins qu'il a proposée d'employer comme traitement des maladies chroniques. Beaucoup d'exacerbations au cours des maladies chroniques sont d'après lui la conséquence de phénomènes anaphylactiques, ainsi du reste que nombre de manifestations au cours de l'évolution des maladies aiguës. Sans pouvoir exposer ici la théorie complète de M. Danysz, pour la compréhension de laquelle il est nécessaire de se reporter à ses publications originales, disons en quoi consiste la méthode des entérovaccins. M. Danysz cultive les matières fécales des malades et obtient des cultures de microbes dont les espèces, les variétés, la virulence varient selon les malades. Ce sont les microbes isolés de ces cultures qui sont ensuite tués et employés comme vaccins. Le mieux est d'employer des *autovaccins*, c'est-à-dire d'injecter au malade les microbes mêmes provenant de ses propres déjections. On en inocule tous les 3 à 4 jours un millième de milligrammes. Mais l'emploi de *stock-vaccins*, qui peuvent du reste être employés en ingestion, desséchés et incorporés à des comprimés ou à des pastilles, peut lui être substitué comme pis-aller à défaut d'autovaccin. M. Danysz et ses imitateurs auraient obtenu d'heureux résultats, non seulement dans des maladies où l'anaphylaxie est souvent indéniablement en cause, comme l'asthme ou l'urticaire chronique, mais dans beaucoup d'autres états chroniques qu'on n'avait pas l'habitude de considérer comme pouvant résulter d'influences analogues : eczémas, troubles intestinaux, dyspepsies, etc.

Par un procédé analogue, M. Minet a cultivé les crachats d'asthmatiques, et selon la proportion relative de staphylocoques, streptocoques et tétragènes qu'il relève, il prépare un mélange en proportion identique d'émulsion des mêmes germes qu'il injecte sous la peau. Les premiers résultats seraient encourageants.

De nombreuses méthodes thérapeutiques basées sur la connaissance de l'anaphylaxie et des procédés antianaphylactiques sont en somme actuellement à l'étude; nous n'avions à parler ici que de celles qui emploient les sérums et les vaccins; en cette matière pleine de promesses, mais qui constitue encore à ce moment un champ d'exploration dont seulement quelques endroits ont été suffisamment scrutés, il nous est impossible, sous peine de risquer de nous égarer, de pénétrer davantage. Qu'il suffise de ces quelques pages pour montrer les précieuses promesses d'avenir que permet d'envisager l'application de la sérothérapie et de la vaccinothérapie aux processus anaphylactiques dans les maladies.

CONCLUSIONS

A la lecture de ce volume, le lecteur a pu se rendre compte de l'importance que les sérums et les vaccins ont conquis et conquièrent encore chaque jour en médecine.

Il importe néanmoins, au point de vue pratique, d'insister sur une distinction importante.

Certains sérums, certains vaccins sont d'une efficacité incontestable, et les résultats de leur emploi sont tellement merveilleux qu'un médecin serait coupable de n'y pas recourir. A ce premier groupe appartiennent, à côté du vaccin jennérien primitif, et des vaccins pastoriens du charbon et de la rage, le sérum antidiphtérique, le sérum antivenimeux, le sérum antiméningococcique, et, au point de vue préventif, le sérum antitétanique et le vaccin antityphique.

Il faut y joindre, quoique d'indication beaucoup moins fréquente, mais d'efficacité aussi certaine, le sérum animal quelconque dans l'hémophilie.

Ne pas employer en cas de diphtérie le sérum antidiphtérique, en cas de méningite à méningocoques dédaigner le sérum antiméningococcique, négliger l'envoi d'un mordu par chien enragé à l'Institut Pasteur aux fins de vaccination antirabique, etc., c'est dans l'état actuel de la science ou une folie, ou un crime. De même ne pas soumettre les enfants du premier âge à la vaccination jennérienne, et les sujets plus âgés à la revaccination, ne pas injecter de sérum antitétanique les blessés à plaies anfractueuses souillées de terre, ne pas vacciner contre la typhoïde les troupes en guerre ou en expédition lointaine ne saurait être permis.

En ce qui concerne les maladies exotiques, certains sérums ou vaccins semblent aussi avoir fait suffisamment leurs preuves : tels les sérums et vaccins antipesteux, anticholériques, antidysentériques.

Pour la majorité des autres sérums et vaccins, on peut dire que leur mise à la disposition du médecin constitue un progrès intéressant, mais que leur emploi dans les maladies qu'ils visent à combattre, soit à titre curatif, soit à titre préventif, est affaire d'opportunité. C'est seulement dans certaines éventualités que leur emploi trouve son indication. Beaucoup de maladies, telles la pneumonie, l'érysipèle, les fièvres éruptives, ont une tendance naturelle à la guérison. Dans les formes qui s'annoncent normales et bénignes il n'y a pas lieu de risquer de troubler par d'inopportunes interventions l'évolution habituelle du mal. Il n'en est plus de même dans les formes graves, soit du fait d'une virulence particulière du microbe, soit du fait des conditions d'âge, de santé antérieure et autres, propres au malade; dans les pneumonies du vieillard, dans l'érysipèle du nouveau-né, dans les broncho-pneumonies, dans les infections puerpérales, l'emploi des sérums et des vaccins a ses indications, mais elles ne sont pas impératives comme dans les maladies envisagées plus haut, elles demandent à être discutées, et à être adaptées à l'état du malade et aux conditions générales dans lesquelles il se trouve.

Enfin beaucoup de sérums et vaccins récemment pronés ne peuvent encore être envisagés que comme des essais ayant donné des résultats encourageants mais demandant à être confirmés par une expérience plus prolongée et une observation plus minutieuse. Ils ne doivent nullement être substitués à des médications moins scientifiques d'allure peut-être, mais dont l'efficacité est établie par un usage séculaire, et on n'y aura recours qu'avec prudence dans des cas particuliers et si les autres médications ne donnent pas les résultats espérés.

Si nos connaissances sur les sérums et les vaccins sont sur certains points certaines et précises, beaucoup de détails les concernant sont encore à élucider. Quand nous connaîtrons mieux encore le mécanisme de leur action, quand les hypothèses actuellement proposées ou bien seront confirmées avec certitude, ou bien, périmées, auront fait place à des conceptions nouvelles, sans doute de nouveaux progrès en résulteront et l'emploi des sérums et des vaccins s'en trouvera vraisemblablement élargi. Tel qu'il est actuellement, il constitue déjà un ensemble de merveilleuses découvertes, et on peut dire qu'il a déjà arraché à la maladie et à la mort des millions d'êtres humains. Notre pays peut avoir une fierté légitime de ce que les auteurs de ces remarquables découvertes sont, pour la majorité, des Français, en tête desquels brille l'immortel génie de Pasteur.

FIN

TABLE DES MATIÈRES

Pages.

9771. — Paris. — Imp. Hemmerlé, Petit et Cⁱᵉ. (1-22).

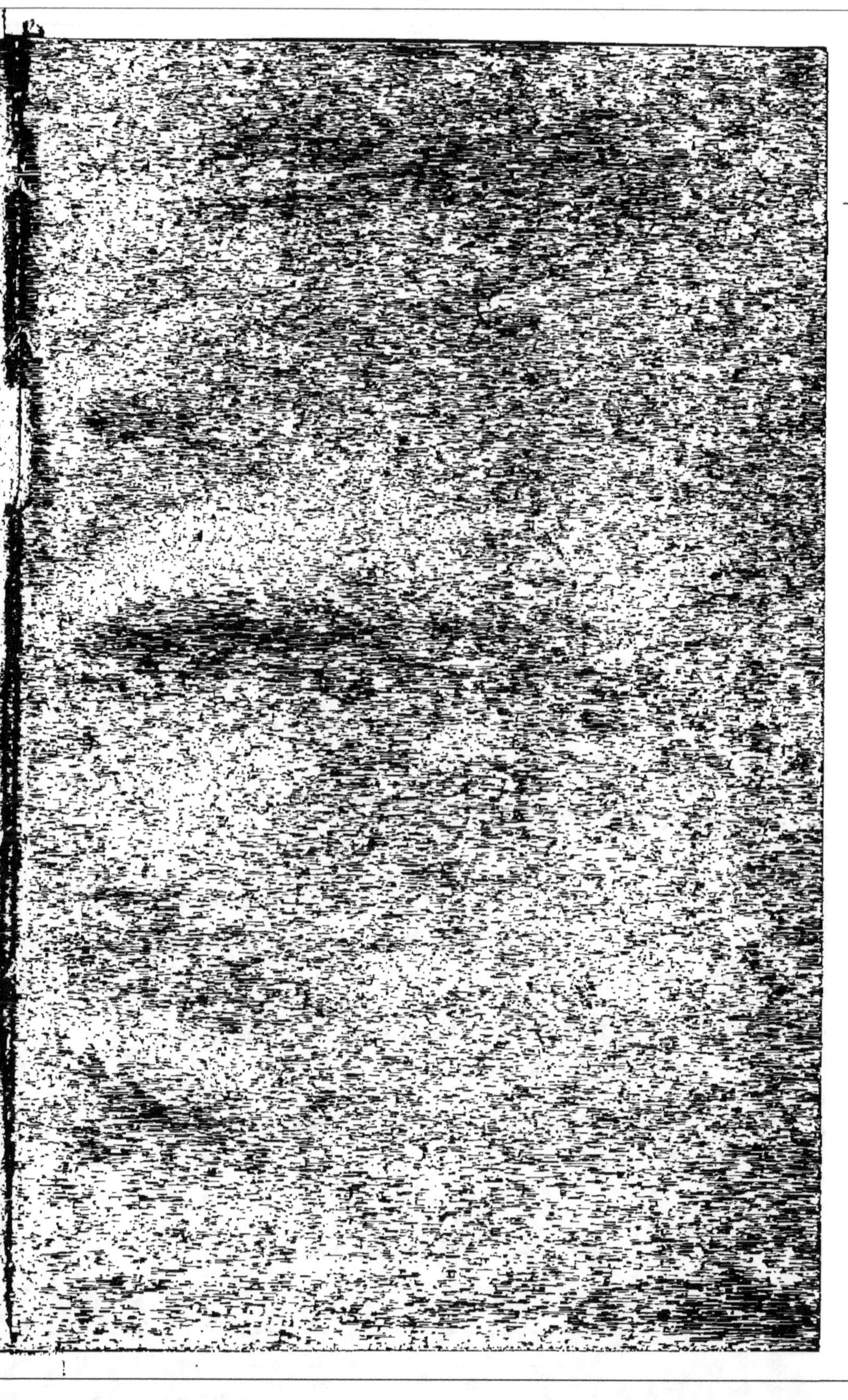

BIBLIOTHÈQUE DES CONNAISSANCES MÉDICALES

Format in-18 jésus

Volumes parus :

Dr APERT, médecin de l'hôpital des Enfants Malades.
Vaccins et sérums.

Dr RATHÉRY, professeur agrégé à la Faculté, médecin de l'hôpital Tenon.
Le diabète sucré.

Dr DUHEM, radiologiste de l'hôpital des Enfants Malades.
L'emploi des rayons X en médecine. Illustrations.

Dr DUBREUIL-CHAMBARDEL, profess^r à l'École de Médecine de Tours.
Les scolioses. Illustrations.

Volumes en préparation :

Dr BLECHMANN, ex-chef de clinique à la Faculté.
Les péricardites.

Dr DUCOURNAU, chef de clinique à l'École dentaire.
Dents et maux de dents.

Dr LOUSTE, médecin de l'hôpital St-Louis.
Les eczémas.